生殖医療の何が問題か

伊藤晴夫 著

緑風出版

はじめに

最近の生命科学・生殖医学の進展は、まったく「すばらしい」ようにみえる。

生殖補助医療技術は、日々進化しているだけではなく、広く普及してきている。英国のエドワーズとステップトーによる一九七八年のいわゆる「試験管ベビー」の成功以来、わずか四半世紀余りで体外受精などが、実際の医療の現場に広く普及してきたことは驚くべきことである。

クローン羊「ドリー」の誕生は、生命の概念さえ変えてしまったといえるだろう。そして、つい何年か前までは、よもやと思われた「クローン人間」の誕生がにわかに現実味を帯び、世界に衝撃を与えている。実際、クローン人間の誕生を予告するような団体も現れているのだ。

しかし、私は、「クローン人間」もさることながら、今後、それ以上に人間社会にインパクトを与えるのは、遺伝子工学による受精卵の遺伝子改変だと考えている。親の注文どおりに遺伝子を操作した新しい「いのち」の誕生、いわゆる「デザイナー・ベビー」の可能性は、人類の将来に多大な影響を与えると考えられる。

このように現在、生殖医療はバイオテクノロジーと結びつき、急激に発展しつつある。それにともない、「いのち」のあり方について解決しなければならない倫理的問題が山積している。しかし、生殖医療技術の急速な発達に対して、一般的な関心は低く、「いのち」の倫理に関する議論はほとんど顧みられていないのが実状である。

生殖医療技術のめざましい発展に対し、生命倫理は後手を踏んでいるという状況は、特に日本で甚だしい。私が憂慮しているのは、この現状のまま、日本が今後、生殖医療先進国になることである。生殖医療によって生まれてくる「いのち」に対して、しっかりとした倫理が確立されないまま、なしくずし的に生殖医療が進展する可能性がある。それはなぜか。

現在、日本では少子高齢化が叫ばれている。実際、日本の人口は漸減傾向に入り、少子化問題は深刻さを増している。私は、少子化問題の抜本的な解決は、子どもを生みたくなる社会をつくること、つまり、子づくりに励めるような環境整備＝社会改革しかないと考えている。しかし、少子化の原因を女性が妊娠しないこと、つまり「不妊」として単純化する傾向が存在する。そして、生殖医療は「不妊」解決の切り札となりうる。つまり、ここに少子化→不妊症解決→生殖医療への期待、という図式が成立するのである。

確かに、生殖医療は、不妊で悩むカップル、「子どもがもてない」とあきらめていた人たちへの福音である。私も、その点では同感である。しかし、問題は、不妊症・少子化対策を突破口として無制限な生殖医療の応用がはじまり、その果てにデザイナー・ベビーが誕生しないとも限らない点にある。それは、ある特定の人物や団体の「悪意」によるものとは限らない。私は、むしろ、少子化対策という「善意」による可能性の方が高いと考える。問題は、人為的に生殖を操作するということにあって、この点においては、例えば、不妊症の「治療」、ダウン症などの着床前診断、デザイナー・ベビーまで一本の線で連なっているのだ。

生殖医療技術が、それ自体ニュートラルなものであっても、そこに優性思想や需要と供給による商業主義が介入してくる可能性は高い。人間の願望と商業主義は、どこまでも進もうとするだろう。いったい、「いのち」の操作は、どこまで許され、どこからが許されないのか、われわれは明瞭な意志をもって「選択」しなければならない時期に来ている。

私は、これまで、この「選択」の重要性を日本不妊学会(現・日本生殖医学会)の理事長として、日本不妊学会の会長講演や五〇周年記念講演、市民公開講座などで訴えてきた。しかし、その議論はいっこうに盛り上がってきていない。私は、その原因は、次の二点にあると考えている。それは、

①一般の人々に、生殖医療の現状がどうなっているかほとんど伝わっていない、

②個々の生殖医療を論じるには、生殖医療全体をどうみるのか、大きな枠組みが必要であるが、その枠組みが示されていない、

ということである。私は自己の力不足を痛感するとともに、本書の執筆をつうじて、生殖医

療に関する現状と、基本的な土俵を提示し、「いのち」に関する議論が盛り上がることに寄与したいと考えた。

以上のように、本書では、遺伝子操作の問題を、私の専門分野の一つである生殖医療の観点からみてゆきたい。

ただし、本書で試みたのは、生殖医療についての百科事典《エンサイクロペディア》的な解説ではない。

これからは、専門家集団である学会や大学などが市民に説明し、最終的には市民がどういう方向へ行くのかを「選択」するという時代になるであろう。そのためには、一定の知識が必要だが、それ以上に、遺伝子時代における「いのち」の誕生に関して、いったい何が問題なのかを知ることが大切であると考えている。

本書は、今後、「いのち」のあり方を「選択」をしていく権利と義務を負う市民の皆さんに、「考える」ための資料を提供しようとする試みである。クローン人間の誕生が現実味を帯びてきた今日、「選択」が許されている時間は限られている。本書が将来の「選択」に、いささかでも役立てば望外の幸いである。

二〇〇六年十月十二日

伊藤晴夫

目次

生殖医療の何が問題か

はじめに・3

序　章　ヒトがヒトをつくることについて　11
フィクションから考える「いのち」のかたち・12
鉄腕アトムと人工生命・18

第一章　なぜ、いま考えなければならないのか　25
すばらしくも勇ましき新世界・26
坂の上に立つわたしたち・31
人間とショウジョウバエ・38
ダンベルを持ち上げる幼児・43

第二章　いま、「いのち」のなにが問題なのか　49
きっかけは不妊症治療・50
不妊症対策の変遷・58
死後の生殖補助医療・74

代理出産（代理懐胎）について・83
遺伝上の親を知る権利（人工授精および養子）・90
ダウン症児が消える・95
着床前遺伝子診断（受精卵診断）・98
クローン人間・103
ヒトクローン胚研究・110

第三章　私が考える「いのち」の原則

生命倫理の四原則・120
日本人の古層と「いのち」の倫理・124
私が考える原則・128
利己と利他との往復運動・130
子供の視点の重視・136
優生思想を排除する・139
商業主義を排除する・151
性感染症対策・156

終　章　人類の未来とわれわれの「選択」

「アイスマン」の衝撃・170
「人間圏」という座標軸・182
いまこそ民主主義の季節・193

主要参考文献一覧・200
あとがき・205

序章　ヒトがヒトをつくることについて

フィクションから考える「いのち」のかたち

町はずれの切り立った崖のうえに建つ、古びた一軒の洋館がある。

その洋館は一見、廃屋のようにうらぶれてみえる。しかし、そこには男が一人棲んでおり、一室に設けられた世界的水準の医療器機を駆使して、医療行為を行っている。

医療行為といえば、当然、病院やクリニックという施設が想定されるが、ここはそういう場所ではない。なぜなら、彼は医師免許をもたぬ「モグリ」の闇医者だからである。もちろん、保険は適用されない。……どころか、自らの医療行為に対して法外な値段をふっかけ、この洋館以外にも日本国内はもちろん、世界のどこへでもでかけ、快刀乱麻《かいとうらんま》のメスさばきを見せる。そして、その闇医者が要求するベラ棒な金額を支払い、医療行為を受けようと望む患者、および、その家族はひきもきらない。

ある日、その闇医者のところに、「畸形嚢腫《きけいのうしゅ》」の患者が一人、……いや、二人運び込まれる。畸形嚢腫とは、本来、双生児として生まれるべきだったのに、一人が生まれそこなってしまい、誕生したもう一人のからだのなかにつつまれてくるものである。

それは通常、目、髪の毛、手、足などからだの一部分であるが、この患者の嚢腫、すなわち、袋状になった腫瘍のなかには、脳を始め、肺、肝臓、胃、大腸など、人間一人分に必要なパーツが一通り揃っている。これは極めて稀なケースといえるだろう。

この患者が、この闇医者のもとを訪れたのは、その嚢腫が徐々に大きくなり、患者を圧迫し始めたからである。

ではなぜ、いままで摘出・切除することができなかったのか？

それは、バラバラとはいえ、一人分のパーツを備えたこの嚢腫には意志があり、切除しようとする者に「呪い」をかけるからである。この嚢腫は切除され、摘出された後に、捨てられることを恐れているのだ。

嚢腫には、すでに意志がある。とすれば、それは一つの「人格」であろう。そこで、この闇医者は、この嚢腫に「人格」として敬意を払い、

「切除はするが、生かす」

ということを誓う。

やがて、切除手術は成功する。そして、闇医者は約束通り、摘出したパーツを培養液につける。そして、合成繊維を組み合わせ、一人の身体をもった少女をつくりだす。新しい「いのち」の誕生である。

ここまで来れば、もうお気づきの方もいるかと思うが、これは日本漫画界の巨匠・手塚治虫

の名作『ブラック・ジャック』（秋田書店、一九七三〜一九八三年）のなかの一つの挿話《エピソード》である。

ご存知のように、名医にして闇医者のブラック・ジャックには、小さな女の子の助手（？）がいる。その名を「ピノコ」という。右の挿話は、このピノコが誕生するその名も「畸形嚢腫」というタイトルのなかからの抜粋である（『ブラック・ジャック』第三話）。

私は、『ブラック・ジャック』という作品を読むのが好きだ。大学の医学部の教授を務め、また、大学病院の医師でもあった私が、「医師免許をもたないブラック・ジャックなんかを好むなんてケシカラン」といぶかる向きもあるかもしれない。

しかし、それは、創作がもつ意味を理解しない意見だろうと考える。ブラック・ジャックは架空の人物である。もし、現実にブラック・ジャックに憧れ、ブラック・ジャックのように医師免許を持たない人物が医療行為を行っているならば、私は躊躇無く批判する。

私が『ブラック・ジャック』を読むのが好きなのは、架空の人物・設定を通じて、「医療」とはなにかを考えさせてくれるからである。ブラック・ジャックは、ヘソ曲がりであり、中里介山の時代小説『大菩薩峠』の剣客・机龍之介のように、基本的にはニヒリストのように、私には見える。

しかし、虚無主義者の机龍之介と違い、唯一、彼は医療行為によってのみ、かろうじて社会と靱帯をつないでいる。『ブラック・ジャック』のフィクション性は、この一点からこの世界を照らし出すことに成功していることにあるだろう。それにしても、この医療行為によってのみ、社会とつながっているとはどういうことだろうか。

考えてみれば、われわれ医療人が、社会に貢献するのは、医療という行為による他はない。だが、病院・クリニックであれば経営の問題があり、大学病院であれば、経営に加え、学内行政その他さまざまなものがつきまとう。経営は利益を出すことを目的とする。患者を治療するための病院経営という目的と手段がときに転倒するということがあるのは、これまで報道されてきたとおりである。

『ブラックジャック』は、そうしたもろもろのこと、はっきり言ってしまえば、本来の医療の姿からみて、贅肉の部分をそぎ落とし、医療行為そのものの本質を読む者にズバリと突きつけ、「医療とは何か」ということを問いかけてくる迫力がある。つまり、フィクショナルな視点を設定することで、医療の全体を照らし出す。フィクションが現実に対してもつ力とは、およそそういうものではないか。

ところで、私はいま「生殖医療」というものに携わっている。そこでは、「はじめに」で述べたように、「クローン人間」の誕生が現実性をもってきている。つまり、「ヒトがヒトをつくる」ということが技術的に可能になってきているのである。

こうしたなかで、改めて『ブラック・ジャック』を読み直してみると、以前とは別のリアリティを感じられるようになった。つまり、手塚が『ブラック・ジャック』でテーマとしていたのは、医療行為を通じて、さらにその奥にあるもの、つまり、「いのち」とは何かという問いであったのではないかということである。

例えば、ピノコは、嚢腫のなかにはいっていたバラバラの人体から組み立てられる。組み立てたのは、ブラック・ジャックである。人体の部品を組み立て、一つの「生命」をつくるという点では、例えば、メアリー・シェリーの描く『フランケンシュタイン』と共通しているといえるだろう。

余談ながら、一般には、顔に縫い目のある大男＝「怪物《モンスター》MONSTER」のことを「フランケンシュタイン」といっているが、それは映画の影響が大きい。シェリーの原作を読めばわかるように、ヴィクトル・フランケンシュタインとは、怪物を造ったジュネーブ生まれの科学者の名前である。いわゆる「フランケンシュタイン」には名前がなく、原作では「怪物」「悪魔」「巨人」などと呼ばれている（山本政喜訳『フランケンシュタイン』角川書店、一九九四年）。

科学者ヴィクトル・フランケンシュタインは、「材料」を解剖室や屠場《とじょう》から寄せ集めてきて、巨人を組み立てる。そして、ヴィクトルは、「無生物に生命を与える」知識を持っており、組み立てた巨人に生命を吹き込む。

一方、ピノコは、初めからひと揃いの自分の身体を携えており、また、ブラック・ジャックに組み立てられる以前から、「生きたい」という自分の意志を明確に持っている。この点で、「フランケンシュタイン」とは違っている。

したがって、ブラック・ジャックは、ヴィクトルと違って、生命のすべてを造り出す、「創造主」ではない。もともと、「生きたい」と願っている一個の生命体を、現実の世界で動けるようにサポートしたに過ぎない。

また、ヴィクトルの造り出した巨人は、背丈が八フィート＝約二四四センチで怪力の持ち主である。容貌は、人が間近で出くわすと悲鳴をあげたり、気を失ってしまうような「おぞましい化け物」とされている。一方、ピノコは、身長一二〇〜一三〇センチぐらいで、幼稚園児か小学校生の女児にしかみえないかわいらしさである。名前の由来は、ブラック・ジャック自ら「ピノキオ」からつけたものだ、という。それから、ヴィクトルと巨人の関係は敵対的で、ヴィクトルは自ら作り出した巨人を抹殺《まっさつ》しようとする。一方、ブラック・ジャックは、ピノコを愛し、守ろうとする。ピノコとブラック・ジャックは、パートナーの関係にある。

このように、ピノコと「フランケンシュタイン」は、被創造物という点では共通するものの、あらゆる点で対照的である。手塚治虫が意図的にそういう配置を試みたのか、私は知らない。ただ、私が興味深いと思うのは、ピノコという「いのち」は、本来であれば、この世に姿をもつ存在でなかったが、医療技術によって誕生したという点にある。いったい、「いのち」とは何か？「生きる」とはどういうことなのだろうか？

鉄腕アトムと人工生命

「ヒトがヒトをつくる」……もちろん、太古から人類は生殖によって子孫を遺してきた。生殖行為を「子づくり」ともいう。その意味では、「ヒトがヒトをつくる」というのは当然のように思われるかもしれない。

そこで、問題をより鮮明にするために、「ヒトがヒトを人工的《アーティフィシャル》につくる」といいかえて、ここで人工生命《アーティフィシャル・ライフ》について考えてみたい。この「人工的」とは、「科学技術的」という意味である。実は、テクノロジーが高度に発達した今日、人工生命は有機体とは限らなくなってきている。この点を、テレビでなじみの深い「鉄腕アトム」で考えてみよう。

手塚作品のなかで、ヴィクトルと巨人の関係に近いのは、鉄腕アトムであろう。

アトムは一九五一年、雑誌『少年』に登場した。ときあたかも日本がサンフランシスコ講和条約を締結し、ＧＨＱの占領下からようやく独立するころである。作品のなかで、アトムというロボットを造り出したのは、科学省長官の天馬博士である。天馬博士には、溺愛《できあい》の一人息子「トビオ」がいた。ある日、トビオは空中を浮揚し走る未来カーに乗って遊んでいたところ、大型車に衝突して死亡する。

悲しみに暮れた天馬博士は、トビオの姿をロボットで生まれ変わらせようと考え、科学省の最高水準の技術を集め、動作も性質もトビオそっくりのロボットを作り出すことに成功する。

しばらくは、博士も、トビオの生まれ変わりとして、そのロボットになぐさめられるが、やがて「おそろしい欠点」に気づく。それは、いつまでたっても成長しないことである。そして、ロボットのトビオを殴りつけ、サーカスの見せ物に二束三文で売り払ってしまうのである。実は、「鉄腕アトム」という名前は、サーカスの人寄せのために付けられた名前なのである。

ところで、私はなぜ、生殖医療、あるいは、「いのち」を考えるなかで、アトム＝ロボットの話をしているのだろうか？

「生命《いのち》」というと、これまで有機体、当然のごとく「生きもの」と考えられてきたのではないか。生殖医療の問題も、また、「ヒトがヒトを作り出す」という問題として考えられているように思える。一方、ロボットは機械であり、それぞれ、別の分野、別次元のこととして考えられてきた。

しかし、イギリスのＩＣＡ（現代美術協会）会員でテクノロジーと美術の研究者であるジャシア・ライチャートは、「昔は、機械と生き物とは全くかけ離れたものと考えられていたが、すでにそうした考え方は通用しなくなっている」という。そして、「機械の思考に関しては、過去五十年ほどのあいだに、『人工生命』と『意識』という二つの言葉が頻繁に使用されるようになっている」と述べている。

すでに一九六〇年代の初めに、米国で数学者ジョン・コンウェイによって「ライフ・ゲーム」というものが発明されていた。これは、自らの動きを決定し、自ら複製を造る機械という概念から生まれたゲームである。生物集団においては、過疎でも過密でも個体の生存に適さないという個体群生態学的な側面を背景に持つゲームである。オートマトン、あるいは、セル・オートマトンの典型的なゲームといわれる。オートマトンとは、無限に広がる格子状のセル（細胞のような単位）で構成され、各個別のセルは二種類から数十種類の内部状態を持ち、時間が進むにつれて内部状態は変化していくものである。オートマトンの意味は、「からくり」「自動機械」といったもので、自律的にゲームは進行する。また、同様に、イゴール・アレクサンダーは、「MAGNUS（複合オートマトン神経回路統一システム）」というコンピューターを開発した。

この回路網は、学習能力・言語能力・計画力・注意力・内的知覚力の五つをもち、それは「意識」と呼ばれている。やがて、この「意識」がロボットに応用・搭載され、ロボットが現実の環境を観察し、それを記憶して、集積した知識を活用できるようになると予想されている。世界を観察し、解釈すること、それはもはやデカルトの定義した「主観」の領域に入るであろう。

また、ジェラルド・エディルマンは、「NOMADO（神経的に組織された複合適応装置）」＝ロボットを開発したという。エディルマンはそれを研究所に棲む「生物学的な意味で、『学習』することができる最初の無生物」である、といっている（ライチャート「人工生命とフランケンシュタインの神話」スティーブン・バン編『怪物の黙示録』青弓社、一九九七年）。

すでにコンピューターやロボットが自ら学習し、「思考」し始めている。人間と機械は接近しているのである。ライチャートは、「自発的に動く機械の研究が一歩進むたびに、われわれは新しい対応を求められ、心の平静さを掻き乱す問題を突きつけられる」と述べている。これは生殖医療技術の進展にもあてはまることだ。

それにしても、自ら考え、判断し、感じ、そして、動くからだをもつ機械。有機体ではないにせよ、これをなんと呼ぶべきだろうか？　ここで明らかになったのは、ヒトが人工的につくったロボットが、それ自体、感情をもち、思考し始めるという事態である。それが、創造主である人間から独立し、人間に反逆するのが「フランケンシュタイン」の恐怖であり、近年の映画でいえば、アーノルド・シュワルツネッガー主演の『ターミネーター』ということになるだろう。

「フランケンシュタイン」の恐れをつきつめていえば、造りだした巨人が、創造主とは別に独立し、制御不能になるということであろう。自ら考え、判断し、感じ、独立して動く機械、それは、もはや一つの「人格」である。人間が生み出した「人工生命」がアトムのように、平和的で人間に尽くすのであればよいが、「フランケンシュタイン」のように敵対的になるのは困る。しかも、力が恐ろしく強ければ、なおさらのことである。

しかし、親子の関係でも、生まれてきた子どもが必ずしも親に服従するとは限らない。子どもも個人であり、別人格であるとすれば、「そんな子に生んだ覚えはない！」などといってもムダなことであろう。自らのいうことを聞く子ども、あるいは、自らが望むような子どもを欲しがるのは、親のエゴなのである。

ちなみに、将来的に遺伝子操作によって、ロボットではなく、死亡した子どもの複製としての人間は誕生可能となる。それはクローンの技術による。そして、アトムのような特殊な能力をもった人間をつくりだすのが、デザイナー・ベビーである。

一般的には、「生殖医療」というと、「なにやら専門的で難しい、だから専門家に任せたい」ということになるだろう。また、『鉄腕アトム』や『ブラック・ジャック』は、かつては想像上のこととして済んだかもしれない。だが、そこで提起された問題は、生殖医療が進み、電子頭脳が進化し続けている現在、かなりのリアリティをもって、われわれに迫ってきている。われわれは遺伝子操作時代のなかで「いのち」のあり方、生命倫理を考えなければならなくなった。

ロボット、サイボーグ、クローン人間、デザイナー・ベビー……。「ヒトが人工的にヒトをつくる」可能性、これは言葉の正確な意味において、まさしく未曾有《みぞう》の出来事である。われわれは、この未曾有の出来事に対して、どのように対応すべきなのだろうか？

第一章　なぜ、いま考えなければならないのか

すばらしくも勇ましき新世界

生殖医療の進展は、まさに日進月歩の勢いである。

その「すばらしさ」は、これまで子どもを持つことが出来なかった人々に大きな希望を与えている。生殖医療の基礎にあるのは生命科学の驚異的な進歩である。しかし、各種疾患における責任遺伝子の解明、ヒトの全遺伝情報の解読、遺伝子工学の進歩、コンピューター機能の向上……などなど、これらの成果に支えられた生殖医療が作る未来は、果たしてバラ色なのだろうか。

すでに、オルダス・ハクスリーは、バイオテクノロジーが織りなす未来の世界を、「すばらしい」世界として描いた。ハクスリーの『すばらしい新世界』は、一九三二年に発表された本である。それは、第一次大戦と第二次大戦の間、つまり、大戦間期であり、社会主義の台頭と「大衆《マス》」が歴史の地平に現われた時代である。

『すばらしい新世界』は、「わずか三十四階のずんぐりしたビル……」という出だしで始まる。かつて高度成長期ごろまでは、東京でもせいぜい十階建てぐらいの高さであった。さればこそ、日本映画が生んだ怪獣・ゴジラも銀座に現われて、そのとてつもない巨大さをアピールすることができた。近年では、百階建てのビルが林立するようになったり、ゴジラも小さくみえるようになった。三十四階建てのビルを「わずか」とは、まださすがに言い得ないが、徐々にそうした風景は出現しはじめている（松村達雄訳『すばらしい新世界』講談社、一九七四年）。

このビルの玄関に掲げられているのは「中央ロンドン人工孵化《ふか》・条件反射育成所」という看板である。そこでは「ボカノフスキー法」という卵子人工孵化法が行なわれている。通常、出産は卵子と精子の合体により一胎児が成長するのが基本であるのに対し、この方法では、卵子が自己増殖するので、「けちくさい双生児、三つ子といったものではなしに、まったく以て、一度に何ダース、何十と生まれる」ということになっている。また、「人類はむかし母の胎内から生まれた」といい、現在は、この育成所の「壜《びん》」から生まれるという（『すばらしい新世界』松村達雄訳）。まさに、ブロイラー式の出産工場《ファクトリー》である。

そして、生まれてきた子どもたちは、アルファ、ベータ、ガンマ、デルタという知能のレベルにより階級に振り分けられ、服装も階級ごとに異なる。ときどき階級的不満が募ることもあるが、それが爆発しないように抑えるのが「ソーマ」という薬である。これは、「ソーマ一グラム飲めば、ただ現在があるばかり」と、過去も未来も考えなくなり、心は羽化登仙《うかとうせん》するというシロモノである。羽化登仙とは、中国の古い信仰で、人間に羽が生えて、空を飛ぶ仙人となることを意味するものだが、ようするにソーマを飲むと、フワフワとした気分になり、足が地に着いた状態でなくなるのである。

そして、この世界では、社会や人間という「全体」の意味を問う哲学者を忌避《きひ》する。「そもそも社会の背骨をなすのは哲人ではなくして、糸鋸師《いとのこし》や郵便切手蒐集家なのである」という。「全般的理解はできるだけ最小限に止め」よ、なぜなら「専門的知識は徳と幸福を増進するが、全般的知識は知的見地からいっても必要悪なのだから」というワケである。

こうして、この育成所を中心にした社会は、怖ろしく高度専門化した社会であると同時に、過去も未来もない、ただ「いま」だけが存在する。人間が知りうるのは、たかだか自分の知見が及ぶ範囲の限られた「ここ」だけであり、「いまここ」しか知らない部分的人間が織りなす社会である。

ところで、ハックスリーはこれまで縷々《るる》いわれてきたように、右のような社会を「すばらしい」と呼んでいるわけではない。この物語には至るところで、シェークスピアの戯曲からの引用が見られる。その意味で、この物語はシェークスピアのパロディーといえるのだが、物語のなかでシェークスピアの『あらし』（テンペスト）から、「すばらしい新世界」という言葉が引用されるのは、三十四階建ての育成所のある大都会・ロンドンの場面ではなく、インディアンの住む新大陸でのことである。そこで、この物語のなかで「野蛮人《サヴェージ》」と呼ばれるジョンという青年が「ああ、すばらしい新世界、こんな人たちが住んでいるなんて！」と叫ぶのである。

ロンドンという都市ではなく、未開の野蛮なところに「すばらしい新世界」があるというのは極めて逆説的であり、ルソーの「自然」を思わせる。そこにテクノロジーによる「新世界」への批判、文明批判があるのは明らかであろう。

そして、さらに興味深いのは、この「すばらしい」を表す英語である。この「すばらしい」は、splendid でも、excellent でも、beautiful でもない。「すばらしい新世界」は、"brave new world"で、「すばらしい」は"brave《ブレイブ》"で表現されている。ブレイブとは、「勇敢」「勇ましさ」を示すもっともポピュラーな言葉であるが、かつては、派手なこと、着飾った様も「ブレイブ」といった。それが転じて「すばらしい」の意味になったとされている。

しかし、それは、古い文語の世界である。ハックスリーの時代に"brave new world"とあるのをみれば、読者はまず「勇ましい新世界」と受け取ったのではあるまいか。テクノロジーの進化は「すばらしい」、そして、「勇ましい」というわけである。

人類理想の桃源郷《とうげんきょう》を指して、「理想郷（ユートピア）」という。これに対して、おぞましい世界を「暗黒郷（ディストピア）」という。ハクスリーが新世界を「ディストピア」として書いていることは一目瞭然であろう。

しかし、ハクスリーはその世界がくることを人間の性質に反するものとしてではなく、人間の性質にのっとって出現するものとして描いている。これがこの物語のもっとも怖ろしい点ではないだろうか。

実際、この新世界に息づいているのは、人間的で進歩的な願望だ。その願望が完全に成就した姿をとおして、見かけは穏やかな思考や中途半端な「善」が、より致命的な「悪」を生むことがある……ということをハクスリーは教えてくれる。二一世紀の優性思想は、ミリタリー・ルックに身を包んだヒトラーが叫んだように、わかりやすい形で出現するとは限らない。

ハイテク技術を駆使した「勇ましさ」の極地は兵器・軍備であろう。"brave new world"が総力戦の時代、すなわち、第一次大戦と第二次大戦の戦間期に書かれたのは偶然ではあるまい。『すばらしい新世界』が書かれた一九三二年は、日本でいえば前年に「満州事変」が勃発し、いわゆる一五年戦争が始まり、ヨーロッパではファシズムの波がうねり始める時期でもあった。ハックスリーは、一九三五年ロンドンの平和主義者の集会で、平和と国際主義を訴えている。

われわれはハクスリーの世界がくることを、どのように避ければよいのか。科学・技術の進歩を妨げることは出来ず、子どもの能力を伸ばしたい親の希望はきりがない。その需要に生命医学が応じれば、他の医学の領域と同じように企業による支配がさらに進むだろう。

坂の上に立つわたしたち

われわれは、テクノロジーの進化が留まることを知らない、「勇ましい新世界」にいる。そして、遺伝子工学は、そのテクノロジー分野のなかでも、現在、最も急速に変化している領域であると同時に、人類の行く末に大きな問題を提起している分野でもある。科学ジャーナリストのテイラーは一九六八年、ヴェトナム戦争のただ中に、『生物学的時限爆弾《バイオロジカル・タイム・ボム》』（邦題は『人間に未来はあるか』みすず書房、一九六九年）というショッキングなタイトルの本を出版している。それは、分子生物学がもたらす影響に警鐘を鳴らしたものである。テイラーは一九一一年イギリスに生まれた。ケンブリッジ大学で生物学を学んだが、ジャーナリズムの世界に進んだ。第二次大戦中は、ＢＢＣに勤務し、連合国派遣軍最高司令部（ＳＨＡＥＦ）の心理戦争班としても活動している。右の本のなかで、テイラーは「監督や規制がないまま、われわれの生命そのものに影響を与える研究がすすめられるべきかどうかは現実的で緊急な問題である。とめるならいまだ。やがて、そうしようと思っても、できなくなるときがくるだろう。だから、これらの問題は、いまから考えておかなければならない」と焦燥感を表している。

『生物学的時限爆弾』の訳者の渡辺格・大川節夫は、「分子生物学を一つの基礎に置いた生物学の爆発は、いままさに導火線に点火されたものもあるし、ごく近く点火されようとするものもある。明日では遅すぎるのである」と述べている（前掲書・「訳者あとがき」）。テイラーは、いまから、四〇年も前に、未来に炸裂するかもしれない爆弾の導火線に火が付けられていること、あるいは、時限爆弾のスイッチが入ったことを警告していた。

テイラーの警告は、分子生物学に関するものである。一般の方にはあまりなじみがないかもしれないが、分子生物学とは、文字通り生物学の一分野で、もともとは、生命現象を分子レベルで理解して、それらがいかに制御されているかを研究することであった。現在では主にDNAの分子を扱い、*遺伝子クローニングや遺伝子導入などの方法論を指す。分子生物学が確立されたのは一九五〇年代で、当初は、その研究対象がバクテリアとファージに集中していた。そして、バクテリアの遺伝子とその情報を研究し、分子生物学と呼ぶようになった。現代においては細胞を研究対象とする生物学は分子生物学に関連している。

生殖医療については、レオン・カスが次のように警鐘を鳴らしている。カスは、世界初の生命倫理学研究所「ヘイスティングス・センター」創立メンバーの一員で、シカゴ大学教授ならびに政策研究シンクタンク「アメリカン・エンタープライズ研究所」の特別研究員をつとめた。二〇〇一年、ブッシュ大統領が設置した大統領生命倫理委員会の委員長に任命されている。カスは、「単刀直入にいえば、今私たちがすべき決断が、最終的に人間が研究室で作られるかどうかを決める大きな要因になるかもしれないということである。……望みをかなえてくれる魔神が、ひとたび赤ん坊を「ボトル」のなかに入れてしまったら、二度とそこから出せなくなるかもしれない」という（堤理華訳『生命操作は人を幸せにするのか』日本教文社、二〇〇五年）。

大岡昇平の『レイテ戦記』（中央公論社、一九七四年）のなかに「破断界」という言葉が出てくる。これは、ある物質が破壊してしまうような段階に達していることを意味している。ある物質がちぎれてしまうと、もう戻すことはできない。生殖医療も乗り越えてはいけない「破断界」の領域に入ってきている。

ところで、生命操作の行く末を案じている人々の根底には、三つの危機意識がある。

まず、第一に、われわれが、滑りやすい坂に差し掛かっている、あるいはすでに下り始めているという認識である。例えば、ボールが傾斜の付いた坂道をいったん転がりはじめるととどまることがない。カスは、「人間後の世界へ向かって暴走を続ける列車のブレーキに手をかけ、尊厳ある人類の未来に方向転換させるには、今が最後のチャンスかもしれない」といってる。この坂をくさびに喩《たと》える人もいる。それは、いったんくさびが打ち込まれると、くさびが奥に

＊ＤＮＡ分子の中から特定の遺伝子やＤＮＡ断片の集団を取り出す操作

進むにつれて、開口部はどんどん開いていく。つまり、一度はずみがつくと、元に戻ることはできないという予測である。これは「滑り坂」理論、「くさび」理論と呼ばれている。

危機意識の第二には、「神」の領域を侵してはならない、という考え方がある。この考えを紹介したのは、プリンストン大学教授のリー・シルバーである。シルバーは次のように述べている。

私たちが常に言い聞かされてきたように、神の領域は、侵してはならないのだ。歴史上、ほとんどすべての文明において、同じテーマを持つ教訓物語が次々に生まれた。アダムとイブは禁断の果実を食べ、エデンの園から追放された。バベルの塔を建てた人々は、天国のすぐそばまで接近し、突然さまざまな言葉をしゃべりはじめた。プロメテウスはゼウス（古代ギリシャの主神）から火を盗んで人間たちに与え、岩に鎖でつながれ、死ぬまで毎日肝臓を鷲につついばまれた。パンドラが好奇心に駆られて箱をあけると、なかから悪が飛び出し、それが人間たちに降りかかった。フランケンシュタイン博士は、みずから創造した生き物の腕のなかで死んでいった。私たちは幾度となく、ここへ行ってはならない、これをしてはならない、という警告を受けてきた。そこに登場する名前こそ違え、秘められたメッセージはどれも同じだ。（東江一紀他訳『複製されるヒト』翔泳社、一九九八年）

しかし、シルバー自身は生殖技術の発展による新しい人類の出現を否定的にはとらえていない。

また、一九六二年にクリック、ウィルキンスらとともに、DNA＝二重らせん構造を発見し、ノーベル賞を受賞した遺伝学者のジェームス・ワトソンは、「組み換えDNA技術」を、「神」と呼ぶ。つまり、「科学者は突如としてDNA分子を望みのままに仕立て、自然界には存在しなかった分子を作れるようになったのである。生命の基礎を分子レベルで理解したことで『神を演じ』られるようになった」という。(James D. Watson, Andrew Berry:The Secret of Life. 2003, DNA Show LLC)。

危機意識の第三は、この「神」と関連して、「人間の尊厳が侵されるから良くない」という考え方である。科学の進歩により「神」が管轄する領域は、どんどん狭められてきた。生命の神秘として残された最後の領域は遺伝情報（DNA）であろう。そして、いよいよ遺伝情報（DNA）にまで人間の手が及べば、「神」の領域は無くなってしまうのではないか。

遺伝子による「神」の無い世界を代表するのは、リチャード・ドーキンスである。ドーキンスは、イギリスの社会生物学・動物行動学者である。ドーキンスの名は、一九七六年に書かれた『利己的な遺伝子』（日高敏隆他訳、紀伊國屋書店、一九九一年）によって一躍世界に知られるようになった。この書は世界一三カ国語に翻訳されベストセラーになっている。ドーキンスは、自然の単位を遺伝子とする。われわれも遺伝子という名の利己的な存在を生き残らせるべき遺伝子の乗り物であるという。ドーキンスによれば、この世界は、「自己複製」を繰り返しながら、四〇億年生き残った「自己複製子」の世界であり、われわれはこの自己複製子が住む「生存機械」である。この「われわれ」には、人間以外のあらゆる動植物が含まれている。

従来の生物学では、個体から出発してその行動を説明していた。しかし、ドーキンスは遺伝子が自らのコピーを増やそうとする「利己」性によって説明する。

ドーキンスは、徹底したダーウィン主義者であり、ドーキンスの世界には「神」は存在しない。

ドーキンスは「神」に代わる「普遍的心理」として、「ダーウィンの勝利」を高らかに謳いあげる。ドーキンスによれば、ダーウィンは進化論の発表を長い間、ためらっていたという。その理由は、「悪魔に仕える牧師」という刻印を押されるのを恐れたからであるという。そして、ドーキンス自らもダーウィンのように、遺伝子によって「神」の無い世界を描く「悪魔に仕える牧師」を自認する。その著『悪魔に仕える牧師』（垂水雄二訳、早川書房、二〇〇四年）のサブタイトルは、「なぜ科学は『神』を必要としないのか」となっている。ドーキンスは「ブライト運動」の提唱者であり、それは信仰という非科学的な世界を拒否して、無神論を意味するものである。すなわち、神に栄光あれ、ではなく、科学に栄光あれ、というわけである。

突然変異と自然淘汰で生物の生成のすべてを説明できるとする進化論の登場によって、「神」の存在なしに人類の誕生を説明することが可能となってしまった。そして、地球上のすべての生物が一つの遺伝情報をつかっていることがわかり、生命現象や生殖過程はすべて化学反応で説明でき、化学反応は物理学的に説明できる……となると、「魂」や「心」も、脳細胞の複雑なネットワークのなかに生まれることになる。

私も医学者であり、科学者の一員である。ドーキンスのような「科学的思考」に惹かれるし、ドーキンスがイギリス国教会という強大な権威と闘いながら自説を展開するのは非常に勇気のいることだと推測する。しかし、特定の信仰をもたない私だが、人々が宗教を信じるのは、頑迷であるからではないだろう。宗教を信じるのは、非合理なのにもかかわらず、ではなく、むしろ「非合理なる故に我信ず」という立場ではないか。

これまでの技術革新は、司馬遼太郎の『坂の上の雲』のように、青空のもと坂道の上に浮かぶ、白い雲を追いかけて、上へ上へと登ってきた。しかし、上り坂はいずれ終わる。峠を越えれば、下り坂である。その下り坂はどこまで続くのか。あるいは、この道しかないのか。立ち止まって考える必要があるのではないか。

人間とショウジョウバエ

「神」のいない世界とは、「人間」観が揺らぐ世界でもある。

ドストエフスキーは「神がいなければすべては許される」といった。これまで「神」の似姿として作られたと信ずる立場から、人間は、万物の長として尊厳を持つとされてきた。つまり、「人間の尊厳」を権威づけるのは「神」であり、人間の背後に「神」が立っていた。「人間の尊厳」を守るといえば、自明のこととして、さまざまな議論の前提に置かれることが多かったのではないか。しかし、その言葉の響きは良いが、よく考えてみるとその意味は必ずしも明らかではない。

「人間の尊厳」とは、そもそも「神」と人間の関係性のなかでの定義である。キリスト教において、「尊厳」を持つものとは、自主自尊の存在である。アウグスティヌスによれば、「神」がそれであり、近代になって、デカルトやカントの思想を通じて人間がその位置に置かれるようになった。

ところが、日本における「人間」には、このような神学的・哲学的思想背景がない。もちろん、日本でも、神道・仏教・儒教などによる「人間」の定義は存在した。だが、そうした思想による定義は、一般の民衆に根を下ろしているわけではないし、キリスト教的なものとは違う。

したがって、日本ではもともと、欧米流の「人間の尊厳」という考え方はなじみが薄かった。日本において「安楽死」が問題となるとき、欧米、特にオランダの「安楽死」と比較されることが多い。つまり、日本で問題となる「安楽死」がオランダでは一定の条件のなかで認められているという議論である。だが、この「安楽死」は、「尊厳死」とも呼ばれるように、「人間の尊厳」という生命観に基づくものである。このバックグラウンドを無視して、「安楽死」の条件だけを参考にするのは問題があるだろう。

それから、「人間の尊厳」論は、ヨーロッパ、とりわけドイツ、フランスで説かれるようになっている。そこには、アメリカ流のバイオエシックス＝生命倫理学に対抗して、キリスト教を背景に新たなバイオエシックスの枠組みを提示しようという意図があることも忘れてはならない。

ただし、人命の神聖性、すなわち、「人命」だけが、神聖にして犯すべからざる絶対的な価値をもつというキリスト教的な価値観は崩壊しつつある。では、キリスト教を背景にしない「人間の尊厳」とはなんだろうか。柳澤桂子は、遺伝子の連続性からこう述べている。


遺伝子に突然異変はつきものである。一見正常な私達も十個前後の重い病気の遺伝子を持っているという。それがたまたま正常な遺伝子にマスクされているので、発現しないだけである。私たちは、ヒトの染色体の大きな集団から、四六本の染色体をあたえられて生まれてくる。けれども、人類という集団のなかには、かならずある頻度で、障害や病気を持った子供が生まれてくる。ヒトの遺伝子集団のなかに入っている病気の遺伝子を誰が受け取るかわからない。それを受け取ったのがたまたま自分でなかったことに感謝して、病気の遺伝子を受け取った人にはできるだけのことをするのが、健常者の義務であろう。そして、どのような病気の子供も安心して産める社会をつくらなければならない。…「私」という存在は、四十億年の間、とぎれることなくＤＮＡが複製され続けて生まれたものである。いのちは自分だけのものではないということと、想像を絶する長さの歴史を持っているということが、いのちが尊いゆえんであると思う。（「宇宙の底で」『朝日新聞』〇五年一月十一日）

柳澤氏は私と同世代で、お茶の水女子大卒業後、米国に留学した。ときあたかも、分子生物学の勃興期で、コロンビア大学で博士号を取得、三菱化学生命科学研究所主任研究員として、ハツカネズミの先天性異常の研究を始めたが、三〇代から激しい痛みと全身のしびれを伴う原因不明の病に苦しみ、八三年に退職し、病床で多数の科学エッセーを執筆するという苦難の道をあるいている。九九年、新しい薬によって奇跡的に回復し、自らの患者生活の経験を生かした叙述活動により、多くの患者に希望を与えている。

確かに、人間は真空管のなかに立つ孤立した点のような存在ではなく、社会、世界、歴史に織り込まれている。身体も、「いのち」も世界の生地で仕立てられ、地球の歴史のなかで「私」が生まれた……。この点については、全く同感である。これは、苦しい闘病生活のなかで実感した境地であろう。

しかし、若干の疑問がないわけではない。遺伝子の連続性だけでいえば、人類以外の生き物も四十億年の脈々たる歴史と遺伝子を有している。「神」を考えなくとも成り立ってしまう新世界では、「人間の尊厳」もなくなってしまうのかもしれない。実際、遺伝子だけでみれば、人類とチンパンジーとの差はわずかである。その違いは一・二三パーセントに過ぎない。ショウジョウバエですらも、その遺伝子の六〇パーセントが人類のそれと相同性を持つという。遺伝子による説明では、人間の「いのち」も尊いが、ハエの「いのち」も尊いということになってしまう。

また、「いのち」の平等性に関していえば、その平等性は「神」という絶対者の前でのみ保証される。「神」の前では、王も貴族も平民も皆、平等である。だが、「神」がいない新世界は、平等に力を持つ人間だけが残り、一度争いが始まれば、調停者のいない、弱肉強食の殺伐《さつばつ》たる世界になってしまうようにみえる。これは、ホッブスのいう、万人の闘争状態である。それは、リバイアサンという怪物によってもたらされる神話的状況であったが、世の中はこの方向に向かっているように見えないこともない。

だが、われわれ人類は、もはや太古の昔へと後戻りすることができない。われわれが生きる世界は、科学技術によって自然を加工する世界である。考えようによっては、火という「道具」を使い始めたとき、すでにテクノロジーへの飛翔《ひしょう》を始めていたのかもしれない。太古の昔に、例えば、火は便利だが危険だ。火事になったりして非常に害があるから、火の使用は禁止した方が良い、などと思っていたら、人類の進歩はなかったであろう。「道具」＝技術の乱用の危険ばかりに気をとられるのは、賢明ではないのかもしれない。米国の文明批評家ジェレミー・リフキンは、「組み換えＤＮＡの重要性は火の発見に匹敵する」と述べている。リフキンは、遺伝子は発見ではなく「発明」されたものである、と揶揄《やゆ》し、遺伝子操作はどこまで許されるのかを問う。そして、遺伝子操作を「人類は第二の創世記を書こうとしている」とし批判している（リフキン『バイテク・センチュリー』集英社、一九九九年）。

カリフォルニア大学の生物学教授クリストファー・ウィルズは人間が他の動物と違うのは、プロメテウスの神話のように、火を使用することではなく、「進化の諸力」のためであるという。人間だけが進化し例外となった。だが、現在も進化しているかというと、そうではなく、文明の進化に対し、生物体としての人間の進化は遅れているという。ところが、遺伝子操作時代に入り、危険な時代となったが、「我々は次の数千年間にも過去数千年と同じように前進し、惨事に近い出来事を経ながらも各世代で大部分の人々が何とか生き残って進んでいくだろう」という。それは「我々が遺伝的に引き継いできた遺産から引き出して利用できるゆえ」である。ウィルズは、遺伝子が多様であればあるほど、多様な環境変化、例えばそれは他の星への移住であっても対応できるという。つまり、多様な遺伝子の存在は、人類の存続にとって有利だということになるだろう。ウィルズは遺伝子操作時代を「加速する人類の進化」と述べている。では、その多様な遺伝子を作るための遺伝子操作は許されるのか、この点について明瞭な意見を述べていないようにみえるがどうであるろうか（長野敬他訳『プロメテウスの子供たち』青土社、二〇〇二年）。

火の発見は人類の生活は変えたが、人間そのものは変えなかった。分子生物学と遺伝子工学は人間の生き方だけではなく、人間そのものの「いのち」を改変するという途方もない可能性を秘めていることに留意しなければならない。

ダンベルを持ち上げる幼児

『ブラック・ジャック』にナダレという名前の大鹿が登場する。これはノーベル賞を受賞した大江戸博士によって、「つくられた」生物である。大江戸博士は、大脳組織の研究家で、人間の脳はトウフのように柔らかい。したがって、固い頭蓋で守られている。しかし、この頭蓋が脳の大きさを規定しており、頭蓋を取りのぞき、大きな入れ物にいれて体の別の場所に移植することで、大脳は大きくなり、人類の知能はアップするという。その実験を、大江戸博士のペットであるナダレという子鹿に行なう。子鹿の脳をプラスチックカバーにいれて胸に移植するのである。

大江戸博士は肉親がなく、ナダレは家族同様であり、大脳が発達することで、人間並の知能を獲得すると考えている。しかし、その結果は……。自然破壊をする人間を敵と見なし、次々に人間を襲う大きな殺人鹿に成長する。

もちろんこれは、遺伝子操作によるものではない。だが、遺伝子操作によって、頭蓋を大きくし、大脳を大きくすることは可能となる。体も、「フランケンシュタイン」並に大きくすることが可能である。その結果どうなるのかは予測がつかないのである。この物語は「ナダレ」というタイトルだが、英訳は「super deer」となっている。つまり、鹿を超えた超鹿である。遺伝子操作の結果誕生するのも、「super man」＝超人なのかもしれない。

この物語が不気味なのは、大江戸博士がこの実験を、「生まれつき知恵おくれの子どもには効果がある」といっていることである。つまり、その危険な実験は、まず「治療」の一環として始められる。同じように、遺伝子操作の応用も「治療」から始まる可能性がある。

包丁は料理の道具であると同時に、殺傷の凶器ともなる。問題は、包丁自体ではなく、包丁を用いる人間にある。同様に、科学技術は諸刃《もろは》の剣であり、危険な方向に向かわないようにコントロールするのは、われわれ人間自身だという考え方もある。

しかし、これはあまりに理念的な考え方であろう。生殖医療技術の進化に対して、生命倫理・生殖倫理は著しく立ち後れている。生殖医療技術という「道具」の使用法、あるいは、倫理がともなわないままに、「道具」だけが高度に発達し、独り歩きしているようにみえる。

人間がつくりだした被創造物が、人間に反逆するというフランケンシュタインの話は、特に生殖医療の行き着く先として最も危惧されるデザイナー・ベビー、あるいは、受精卵の遺伝子改変と関連が深い。「重篤な遺伝病の回避」という崇高な目的にそって始められても、やがて、優秀な子どもを持ちたいという、誰しもが持つ願いによって歯止め無く推進される可能性は否定できない。生殖医療の素晴らしい成功により人類は逆に破滅に向かうのかもしれないのだ。

アメリカではすでに優秀なドナーから卵子や精子の提供を受け、代理出産による出産が行なわれている。特にインターネットによる「取引《トレード》」が盛んである。例えば、ホームページをクリックすると、提供者の顔写真がズラリ並んでいる。そして、身長、体重、健康状態、髪や眼の色などの項目が並ぶ。さらに知能や容姿も選択できる。卵子の場合、約六〇万円が相場のようだが、有名大学を卒業していたり、特別な資格を持っている場合には付加価値がつき、値段が二倍以上に高くなる。これを「高い」と思うか、それとも「安い」と思うか、私にはわからない。ただ、完全公開なので、何百万、何千万というように、極端には高くならないのかもしれない。

いったん、こうした卵子・精子の選別が始まると、「容姿端麗で頭の良い子供を持ちたい」という願いを押しとどめることはできない。これまではその願いに応える技術がなかった。しかし、いまはある。人類の将来に関していえば、卵子の選別自体は強いインパクトを与えはしない。問題はそこから先にある。それは、生殖細胞の遺伝子操作によって、親のオーダー通りに生まれてくるデザイナー・ベイビーの出現である。リー・シルバーは、「望む人がいる限り技術の使用は避けられない。政府や科学者がコントロールしようとしても、世界中の市場が技術を推し進めてしまう」と断言している（前掲書）。遺伝子操作を行えば、「優れた人間」として考えられる限りの能力・資質をもたせることが可能となるだろう。

たとえば、数年前、ドイツで筋肉が異常に発達した新生児が発見された。超音波による検査を試みたところ、その男児は通常の約二倍の筋肉を持つことがわかった。そして、五歳になった段階で、三キロのダンベルを持ち上げることができたという。アメリカとドイツの共同チームでその男児の遺伝子を分析した。すると、ミオスタチンに突然変異が確認された。ミオスタチンとは、筋肉の増大を抑制するものである。将来的に、成人するとどうなるだろうか。筋力を必要とする重量挙げ、砲丸投げ、ハンマー投げ、あるいは、格闘技などでどのような活躍をするのか……。

この筋肉量二倍の金太郎のような男児は、遺伝子の突然変異による。筋肉に関する遺伝子の突然変異は極めて珍しいが、遺伝子を人工的に操作することで、望むなら「突然変異」を常態・通例化することが可能になる。「すばらしい」生殖医療技術の革新。だが、それは、われわれを勇ましく風車に体当たりをするようなドンキホーテの道へと誘うかも知れない……。

ミネルヴァの梟《ふくろう》は、黄昏に飛翔する。闇がくるまえに飛翔しなければ、二度と飛ぶ機会はないだろう。私は、生殖医療の行く先をコントロールできるのは、いまが最後の段階だと考える。この機会を逸すれば、その結末がどのようなものであろうとも、甘んじて受ける他はなくなる。われわれは、生命倫理学の問題をいまこそ、真剣に考えなければならないのである。われわれが「選択」するために残された時間はあまりない。

第二章　いま、「いのち」のなにが問題なのか

きっかけは不妊症治療

九六年七月五日、クローン羊・ドリーがイギリスはスコットランドのロスリン研究所で誕生した。ドリーが注目を浴びたのは、世界初の哺乳類の体細胞クローンであったからである。ただし、その発表は九七年二月二十二日であった。その報道は世界中を駆けめぐり、衝撃を与えた。

なぜ、ドリーの誕生が衝撃的だったのか。それは「ドリー」という名前のなかにある。ドリーという名前は乳腺細胞にちなんでつけられたものである。胸の豊かなドリー・バートンというアメリカのポップスシンガーになぞらえて、飼育係がつけたとされている。ドリーは生殖(受精)というプロセスを経ないで誕生した世界初の哺乳類である。生殖は雄雌ペアで行われ、遺伝子は雄雌半分ずつが継承される。しかし、ドリーの場合、雌の遺伝子と同じもの、簡単にいえばコピーなのである。まず、羊の卵子の細胞核のなかにある遺伝子＝DNAを取り除く。そして、ドリーの母親となる羊の胸腺細胞の核を注入し、別の羊の子宮で成長させてドリーが誕生した。

受精というプロセスを経ず、体細胞の核を除核した卵細胞に移植する技術によって誕生した。クローン動物としては、すでにカエルなどが誕生していたが、衝撃は、人間と同じ哺乳類でクローン技術が可能であれば、人間に応用可能、つまり、クローン人間の誕生がにわかに現実味を帯びたところにあった。

ところで、ドリーは六歳の雌羊の細胞からクローンされた。遺伝子情報がコピーされるということは、六歳の時点での情報がコピーされることなのか。『ネイチャー』(三八五号一九九七年)では、ドリーの染色体のテロメアが短くなっているので、ドリーは生まれつき老化しているのではないか、という報告がなされた。つまり、ドリーは遺伝子的にはすでに六歳であった可能性がある、という。実際、ドリーは、二〇〇二年一月、関節炎を患い老化現象をみせた。そして、その翌年の二〇〇三年二月十四日、移植された母親の細胞と同じ六歳で死亡し、その剥製がエディンバラの王立博物館へ陳列された。

ドリー誕生の翌年、一九九七年、同じくイギリスのロスリン研究所でもう一頭のクローン羊・ポリーが誕生した。ドリーはクローン技術だけで生まれたものだが、ポリーはクローン技術に加えて、遺伝子組換え技術を使ったものである。ポリーに使用した細胞には、人間の遺伝子が組み込まれている。血液凝固第Ⅳ因子が組み込まれているのである。これは、血友病治療に必要なタンパク質をつくる遺伝子である。たんぱく質を乳に分泌させ、治療薬として利用できるようになる可能性が期待されている。

生殖医療技術は、「技術」である以上、「道具」に等しい。それをどう使いこなすかは、われわれの問題である。ホームセンターに行って「道具」をみると、そのパッケージには必ず「使い方」や「注意事項」が書いてある。便利なはずの「道具」だが、使いようによっては、危険なものにもなる。また、「道具」を使う主体が、「道具」に振り回されないようにするためには、正しい使用方法をよくしらなければならない。

筆者は、生殖医療に対して、単純に規制を呼びかける立場ではなく、一定の条件のもとで、推進されるべきだと考えている。だが、読者に生殖医療の何が問題なのかを理解していただくために、そこに潜む危険性を明らかにしておきたい。「道具」の長所が短所である場合も少なくないのである。

米国で生命倫理の議論が始まったのは、一九六〇年代であった。それは、黒人や精神障害者に対する人体実験への批判から始まった。一九六〇年代はキング牧師らによる黒人の公民権運動、あるいは、ヴェトナム戦争に反対する市民運動、学生運動が盛んになっていった時期である。

例えば、コロンビア大学の学生運動での主張、「コロンビア宣言」では、高度に専門化された学術のなかで、極度の細分化がおき、そのなかにいる個人は「全体」を見通すことができない。そのとき、個人も分割された部分的人間に過ぎず、「人格」が切り刻まれているという。

したがって、歴史の全体、つまり、国家が遂行するヴェトナム戦争は視野の外にあり、知らず知らずのうちに、その戦争に協力してしまうことになる。彼らにとって、反戦は自らの「人格」を取り戻すことであった。

こうした歴史的な背景もあって、アメリカでは生命倫理が目覚しく発展した。つまり、米国では、生命科学技術の発展と生命倫理の発展が歩調をあわせてきたのである。そして、生命倫理の四原則が示されている。すなわち、①自律尊重、②善行・仁恵《じんけい》（恩恵）、③無危害性、④公正・正義である。これらの原則は、つまるところ社会の道徳的原則である。つまり、米国では生命倫理が医学領域のみならず、社会倫理として捉えられたわけである。このように米国の場合、生命倫理は現実社会にしっかりと根を下ろしているといえるだろう。

残念ながら、日本ではそうした歴史的背景がなく、生命倫理に関しては、米国発の生命倫理を「輸入」して対応してきたという観がある。しかし、自動車や石油、あるいは、技術は「輸入」できるが、倫理の「輸入」というのは果たして可能なのだろうか。

たとえ米国発の倫理でも、日本人が「その通りだ」と是認すれば、それは日本にも定着する。人間の「いのち」には普遍性があり、それは国境を越えるからである。さればこそ、臓器移植を求めて米国へ行く日本人がいるわけである。

倫理とは、ようするに人間の行いの善悪を教えるものだが、それがお題目にとどまらず、社会のなかで機能するためには、ある個人に受け入れられるだけでは意味がない。倫理は単なる知識ではないのだから、「そうすることが正しい」あるいは「それはいけない」という規範として、多くの人々に是認され実践される必要があるだろう。つまり、モラルは少数の人々が知っているだけでは意味をなさないし、また、「上から」押しつけることはできず、多くの人々の内発性によって支えられる必要がある。だが、日本でそうした議論は広範に行われているようにはみられない。

米国の場合、政府は、生殖医療に関して、権利としての生殖補助技術の利用に歯止めをかけることはあまりしていないが、かといって、生殖補助技術を国家的に推進する体制を取ることもしなかった。それで、今日みられるようなかなり自由な生殖補助医療が行われている。これはわれわれ日本人からみれば、「なんでもアリ」で一見、無軌道なようにみえるが、そうなってないのは、すでに述べたような生命倫理観が社会にある程度浸透しているからであろう。

日本の場合、生殖医療は日本に特異な事情により普及することになった。林真理は、それを「治療のパラダイム」と呼んでいる。本来の不妊治療とは、不妊の原因を突き止めて、その原因を除去する、あるいは、回復させるなどの処置を施して、自然に妊娠させるようにすることである。この「自然に」というのが実は問題で、どこまでが「自然」であり、どこからが「不自然」なのかが非常に曖昧である。

この「治療のパラダイム」自体はそれほど問題がないように見える。しかし、林はこのパラダイム（枠組み）の延長上に、原因を特定せず、生殖補助医療を用いて妊娠させる「拡張された治療のパラダイム」が生まれるという。つまり、倫理観として問題視されている体外受精・胚移植という技術が、「不妊治療の一環」として用いられ、倫理というハードルを越えるのだ。さらに、林は、「拡張された治療のパラダイム」の延長に、「生殖権パラダイム」が登場していると指摘する。

日本国憲法では武力の行使を禁じている。したがって、戦後日本は一度も外国と戦火を交えていない。しかし、特に、冷戦崩壊後、米国の要請によって海外に自衛隊を派遣する傾向、軍事的な米国との一体化が進行している。その派遣の論理は、「後方支援」というもので、前線ではなく兵站を受け持つということであった。イラク派遣でも、政府は、自衛隊は「非戦闘地域」サマワで給水などの「平和的活動」に専念している、と説明していた。こうした自衛隊の活動が、憲法そのものの改憲ではなく、いわゆる自衛権の拡大解釈による「解釈改憲」に他ならないのはすでに指摘されているとおりである。だが、その解釈改憲が限界にきており、憲法そのものの改定が徐々に日程に上りつつある。

改憲問題は重要だが、その是非はここでは置くとして、林は「治療のパラダイム」も「拡張」には限界がある。つまり、治療といえないものを正当化する場合、また別のパラダイムが必要となるという。それを林は「生殖権のパラダイム」と呼んでいる。その中心は、公共の福祉と権利追求手段であるとする。林は、日本における「生殖権」には、米国の「選択権」の誤解が潜んでいるという。米国の「選択権」は、人工妊娠中絶論争と関係し、女性に生殖について自己決定権があるということから出発している。これは、男性中心社会、封建的女性観からの脱却という意味をもっていた。日本ではこうした社会・政治的な背景がはぎ取られ、生命選択の権利のように受け取られているという。

近年、ジェンダーなどの視点から、不妊を治療の対象とする考え方に問題点が指摘されるようになってきた。「不妊を病気」とみなすのは、「女性は妊娠すべきもの」という考えが前提となっており、さらにその根底には「男性は外で働き、女性は家庭で子育てすべきもの」とする男性中心の社会観がある、ということである。そこで、生殖補助技術は、「治療」から「権利の追求手段」へと読み替えられる傾向にある。つまり、治療から幸福追求権へと文脈が移ってきているわけである。

「治療のパラダイム」とその拡張は、不妊が医療問題とみなされることによって成立する。すなわち、「妊娠しない」という状態を、治療の対象とすること、簡単にいってしまえば、不妊を病気の一種とみなすことである。いったんこういったパラダイム・認識が成立すると、さらに拡大解釈を招き、生殖補助医療に関する研究や実践が「治療」という名目のもとで正当化されていくことになる（林真理『操作される生命』NTT出版、二〇〇二年）。

逆説的にいえば、このパラダイムの拡大の恐ろしさは、もともとは、「不自然」で人為的なものとして出発した――その限りではある程度コントロールされた――はずの技術が、普及するにつれて「自然」なものとみなされるようになっていく点にあるといえるだろう。

いずれにせよ、生殖医療技術をいわば「善玉」としてみなすことに変わりはないから、テクノロジーの進展を後押ししていく結果となっている。そして、こうした文脈のなかで、「患者の権利」という大義名分を掲げて、生殖医療についての規定を設けた日本産科婦人科学会の会告などを破る動きがでてきている。

もとより、患者の権利が守られなければならないのは、当然のことである。そして、生殖医療の進化により、生殖技術の選択の幅が広がれば、患者としては、そのなかでもっともよいものを選びたくなるのが当然であろう。しかし、生殖医療の問題は、そうした個別の次元での医師の対応が積み重なり、「全体」として遺伝子操作の道を開き兼ねない点にある。堅牢な堤防が蟻の一穴によって徐々に崩れていくことがあるように、一点が突破されることでなしくずし的に人類社会の「全体」が崩れるという危険性があるのではないか。

現在、日本では、少子高齢化が年金・税制など、「国のかたち」に深刻な影を落としている。そして、後にふれるように、生殖医療は少子化打開の切り札として期待されている。生殖を補助する医療といえば聞こえがよいが、この生殖医療は遺伝子操作と結びつきやすい。本書では、特にこの関係性を問題としていきたい。きっかけは不妊治療という形で、遺伝子操作への道を開く危険性があるのだ。

不妊症対策の変遷

ここで生殖医療技術の歩みについて簡単に触れておこう。

人工授精には、配偶者間人工受精（ＡＩＨ）と非配偶者間の人工授精（ＡＩＤ）がある。両方に共通する「ＡＩ」は「artificial insemination」＝人工授精の略で、Ｈは「ハズバンド」＝夫、Ｄはドナーの略である。第二次大戦中の一九四四年、フランスにおいて非配偶者間の人工授精（ＡＩＤ）が行なわれた。非配偶者とは、結婚相手のものではない精子を女性の卵子に受精させることである。ちなみに、体外受精は、採取した精子と卵子を体外で受精させてから子宮に戻すもので、人工受精とは区別される。一般に夫ではない男性の精子を用いて妻を妊娠させることで、その場合は不妊治療の一つである。日本では一九四九年に慶応大学で最初の出生児が誕生している。それ以来、一万人以上の人工授精児が生まれているとされている。

二〇〇三年には、フジテレビで、『母の告白』という人工授精（ＡＩＤ）をテーマとした昼ドラマが放映された。主演は高橋ひとみと国広富之で、原作は『日本経済新聞』に連載された高橋昌男の『饗宴』であった。

このドラマは、ＡＩＤによって「造られた家族」の解体と自立を描いたものだという。国広富之と高橋ひとみ扮する高辻司郎・藍夫妻は、結婚五年目を迎えても子どもが生まれず、当初は、ＡＩＨ（配偶者間人工受精）による妊娠を望み、半年続けても効果がでないのであきらめて、ＡＩＤによる方法に切り替え、藍はひとりの女の赤ちゃんを出産する。それから一六年が経ち、娘・春菜は評判の少女となり、一家は順風満帆の生活を送っていた。ところが、そんな高辻家に、一通の封書が届く。それは、「一六年よく春菜を育てた」という走り書きと、ＡＩＤ治療の際に提出した「夫婦の誓約書」の写しであった。これを機に、幸せだった家庭は音を立てて崩れ始める。しかし、ドラマではさらにそれぞれが自立していく姿を描き、多くの視聴者の共感を呼び、話題となった。私は、人工授精がテレビドラマになるとは考えもしなかったが、興味深く拝見した。人工授精を巡る問題を考えるのに非常に貢献していると思う。

だが、人工授精に関しては、出生児の身分についての法的措置がないこと、出生児の出自《しゅつじ》を知る権利が基本的権利として保障されていないことなど、社会的な批判も強い。倫理的・法的問題の検討が不十分のまま臨床応用が先行し、半世紀を経て学会が本質的な問題を充分に議論することなく追認したとの批判もある（可世木成明ほか「非配偶者間人工授精（ＡＩＤ）」『必携　今

日の生殖医療』八八巻・増刊号、永井書店、二〇〇四年)。

倫理的・法的問題の検討が不十分のまま臨床応用が先行するというパターンは、その後も続いている。今後の課題であろう。ＡＩＤの実施に関しては、一九九七年に出された日本産科婦人科学会の会告(「非配偶者間人工授精と精子提供」に関する見解)があり、学会に登録申請した施設でのみで行われている。参考になると思われるので、全文を掲げておく。

「非配偶者間人工授精と精子提供」に関する見解

精子提供による非配偶者間人工授精(artificial insemination with donor semen;AID, 以下本法)は、不妊の治療として行われる医療行為であり、その実施に際しては，我が国における倫理的・法的・社会的基盤を十分に配慮し、これを実施する。

1. 本法以外の医療行為によっては、妊娠成立の見込みがないと判断され、しかも本法によって挙児を希望するものを対象とする。

2. 被実施者は法的に婚姻している夫婦で、心身ともに妊娠・分娩・育児に耐え得る状態にあるものとする。

3. 実施者は医師で、被実施者である不妊夫婦双方に本法を十分に説明し、了解を得た上で同意書等を作成し、それを保管する。また本法の実施に際しては、被実施者夫婦およびその出生児のプライバシーを尊重する。

4. 精子提供者は健康で、感染症がなく自己の知る限り遺伝性疾患を認めず，精液所見が正常であることを条件とする。精子提供者は、本法の提供者になることに同意して登録をし，提供の期間を一定期間内とする。

5. 精子提供者のプライバシー保護のため精子提供者は匿名とするが、実施医師は精子提供者の記録を保存するものとする。

6. 精子提供は営利目的で行われるべきものではなく、営利目的での精子提供の斡旋もしくは関与または類似行為をしてはならない。

7. 非配偶者間人工授精を実施する施設は日本産科婦人科学会へ施設登録を行う。

ここで注目すべき点は、2条目で、人工授精を受ける資格について、法律上の夫婦に限っていることである。この見解の解説では、「本法の対象者は、現時点では法律上の夫婦とし、戸籍謄本を提出することが望ましい。本法の実施にあたっては、同意書および戸籍謄本を各施設で責任をもって一定期間保存する」としている。

人工授精につぐ生殖医療史のできごとは、「試験管ベビー」（体外受精）の誕生である。一九七八年に「ルイーズ・ブラウン」が誕生した。ルイーズは、母親の子宮外で受精した初めての人間であった。イギリスのオールダムゼネラル病院で、レズリー・ブラウンとジョンのもとに生まれた女児である。女児の体重は約二六〇〇グラムであった。受精はこれより九カ月ほど前のことに遡る。パトリック・ステップトウは、レズリー・ブラウンの卵巣から卵子を取り出し、また、ジョン・ブラウンから精子を採取してプラスチック容器の培養液に浸して、受精させた。受精は顕微鏡でロバート・エドワーズが確認した。その後、受精卵が三度分裂した段階でブラウンの子宮に戻され、ルイーズが生まれたのである。

ちなみに、ルイーズはブラウンとジョンの長女であったが、このペアは次女も試験管ベビーの技術で出産した。その後、二人の娘は順調に成長し、一九九九年に、次女のナタリー・ブラウンが、女児を出産していたことが報道された。ただし、その出産は自然受精によるものであったという。ルイーズは両親とともにテレビに出演し、メディアでは新聞社から両親に多額の金銭が払われた点が報道された。実際、両親は出版した本のなかで、新聞社から「二万ポンド」以上を受け取ったと述べている。日本では一九八三年に東北大学で成功している。東北大学医学部附属病院の産科婦人科教授であった鈴木雅洲を中心とするチームの手により、体重二五四四グラム、身長四四センチの女の子の出産に成功している。以来、一九九七年末までに約三万六四七〇人、現在では、一〇万人以上が体外受精によって誕生していると報告されている。

この体外受精・胚移植（ＩＶＦ）は、ルイーズ・ブラウン嬢が魅力的だったこともあり、急速に普及しいく一方、倫理的な面も焦点となっていった。日本産科婦人科学会は一九八三年に会告「『体外受精・胚移植法』に関する見解」および「『体外受精・胚移植法』に対する見解に対する考え方（解説）」を日本産科婦人科学会誌上に公表した。この会告も重要なので全文を掲げておこう。

「体外受精・胚移植法」に関する見解

「ヒトの体外受精ならびに胚移植等」（以下、本法と称する）は、不妊の治療として行われる医療行為であり、その実施に際しては、わが国における倫理的・法的・社会的な基盤を十分に配慮し、本法の有効性と安全性を評価した上で、これを施行する。

1．本法は、これ以外の医療行為によっては妊娠成立の見込みがないと判断されるものを対象とする。

2．実施者は生殖医学に関する高度の知識・技術を習得した医師で、細心の注意のもとに総ての操作・処置を行う。また、本法実施前に、被実施者に対して本法の内容と予想される成績について十分に説明し、了解を得た上で承諾書等に記入させ、それを保管する。

3．被実施者は婚姻しており、挙児を希望する夫婦で、心身ともに妊娠・分娩・育児に耐え得る状態にあり、成熟卵の採取、着床および妊娠維持が可能なものとする。

4. 受精卵の取り扱いは、生命倫理の基本にもとづき、これを慎重に取り扱う。
5. 本法の実施に際しては、遺伝子操作を行わない。
6. 本法の実施に際しては、関係法規にもとづき、被実施者夫婦およびその出生児のプライバシーを尊重する。
7. 本法実施の重要性に鑑み、その施行機関は当事者以外の意見・要望を聴取する場を必要に応じて設ける。

この会告は、六月に理事会で承認され、十月に当時の日本産科婦人科学会・会長の鈴木雅洲の名で出された。それは日本初の東北大学での体外受精児の誕生と同じ月で、体外受精のルールづくりは、同時並行してなされていたのである。その内容は当時としては、非常に行き届いたものであり、現在から二〇年あまり前の学会の空気をよく反映しているといえるだろう。翌年にだされたこの学会の公式解説から、いくつかポイントを抜粋してみよう。

まず、1条目についてであるが、解説では、「体外受精・胚移植の対象となる疾患は、卵管性不妊症、乏精子症、免疫性不妊症、原因不明不妊症など」と、体外受精の対象者を限定している。つまり、親が望むのではなく、不妊という「病気」の場合に限定している。

次に、3条目であるが、解説は「体外受精によって治療を受ける夫婦は、婚姻している夫婦とする。このため、体外受精を行なう病院においては、患者夫婦の戸籍を確認しておく事が望ましい」としており、非配偶者間人工授精の場合と同様に、体外受精によって治療を受けられるのは婚姻している夫婦としている。

4条目の解説は「生命倫理の概念は、その時代差、地域差、個人差、社会的・職業的立場の差によって異なる。また、医学的な立場からのみで決められるものではなく、人文科学的・社会科学的・自然科学的なことも考慮に入れ、総合的な立場から決められるべきで、一概に結論を出すことはできない。しかし、生命倫理の基本を一言でいうならば人の生命を尊重することを意味する。従って、ジュネーブ宣言を考慮に入れ、医師としての倫理に基づき、これを行なうべきである」としている。人工授精などの生殖補助医療は、非常に専門的で医学的な知識・技術を必要とする。しかし、それは、「生命倫理」に関わるものであり、医学のみで決定してはならず、社会的総合的な見地による判断が必要だ、と宣言している。これは、次の5条目と併せてきわめて重要である。

5条目の解説は、「『遺伝子操作』とは、遺伝子工学・クローニング・異種間ハイブリッド・キメラ・等を人工的に行なうことを言う」と遺伝子操作を規定した上で、「遺伝子工学は元来、物質を作るための工業として発達したものである。治療を目的とする体外受精とは本質的に意義・目的を異にするものである」、したがって、「このような操作は医療として行なう体外受精の目的に全く反するものであり、医の倫理に反するものである。これらの操作は体外受精の中に繰り込んで行なわれることはない」としている。つまり、生殖補助医療と遺伝子工学・遺伝子操作が組み合わされることを禁止しているのである。

4条目の解説文のなかの「ジュネーブ宣言」とは、「WMAジュネーブ宣言」を指している。WMAとは、世界医師会のことで、一九四八年に医師の基本的精神がスイスのジュネーブで取り決められた。その後、六八年、オーストラリアのシドニー、八三年、イタリアのベニス、九四年スウェーデンのストックホルムの世界医師会の総会で修正が加えられ今日に至っている。生命倫理で重要なのは、「私は、たとえいかなる脅迫があろうと、生命の始まりから人命を最大限に尊重し続ける。また、人間性の法理に反して医学の知識を用いることはしない」という宣言であろう。だが、遺伝子工学の発達により、この「人間性」をいかに定義するかが、問題となっているのである。

さて、日本産科婦人科学会では、右の会告だけではなく、以後、ヒト精子・卵子・受精卵を取り扱う研究に関する見解、ヒト胚および卵の凍結保存と移植に関する見解、顕微授精法の臨床実施に関する見解、など多くの会告を出してきた。学会主導の自主的規制により特段の問題は発生してこなかったが、後にみるように、体外受精や代理母の問題で会告を破る動きがみられるようになった。

卵管性不妊症の治療法として始まった体外受精は、その適応を乏精子症などの男性に原因がある不妊に拡大していった。しかし、その成績が良好ではなかったことにより、顕微授精法が登場した。なかでも、一個の精子を卵子に注入する卵細胞質内精子注入法（ＩＣＳＩ）により、一個の精子が採取できれば妊娠を成立させることが可能となった。精液中に精子が見出せないような場合でも精巣から直接精子を取り出すことも行われている。現在では、日本ＩＶＦ研究会が立ちあげられて、加入病院・クリニックが多数存在する。

一九八〇年代は代理母（借り腹）の時代である。代理母の一般的な定義は、「ある女性が別の女性に子供を引き渡す目的で妊娠・出産すること」である（ウォーノック委員会）。その出産を行う女性を代理母という。代理出産と略される場合もある。代理母には次に挙げるような例がある。

代理母と遺伝的に関係のない受精卵を子宮に入れて出産する場合。これは「借り腹」と呼ばれるもので、①夫婦の受精卵を代理母の子宮に入れる。②第三者から提供された卵子と夫の精子を体外受精し、その受精卵を代理母の子宮に入れる。③第三者から提供された精子と妻の卵子を体外受精し、その受精卵を代理母の子宮に入れる。④第三者から提供された精子と卵子を体外受精し、その受精卵を代理母の子宮に入れる。また、夫の精子を使用して代理母が人工授精を行い、出産する場合も代理母に含まれる。

代理出産は米国で一九七六年に行われているが、合法的には八〇年十一月に同じく米国で行われた。八三年には借り腹による出産が行われ、代理出産が盛んになる。その結果、八五年代理母契約の規制が行われる。また、八八年、西ドイツのヘッセンでは、米国の代理母提供機関の紹介、斡旋を行っていた出先事務所に対し、裁判所から閉鎖を命じる判決がだされた。

代理母の問題点としては、「借り腹」という言い方にも現れているように、女性を子供を産む器として見なしていること、代理母が出産後、子の引渡しを拒否する場合があること、出産時に母体に障碍が発生した場合について、代理母側に不利な条件での契約がなされていること、障碍がみつかった場合、中絶させられることが多いこと、障害児が生まれた場合、依頼者が受け取りを拒否する場合があること、代理母を黒人女性がつとめるより白人女性の方が契約金が高額であり、人種的偏見を増長する……といった点が挙げられている。

代理母が出産児の引き渡しを拒んだ事件として、有名な「ベビーM事件」というのがある。この事件では、代理母契約の有効性が裁判で争われた。代理母は子の引渡しを拒むだけではなく、養育権を求めている。

一九八五年、スターン夫婦がメアリー・ベス・ホワイトヘッドという二八歳の白人女性と代理母出産契約を結んだ。スターン夫人には、多発性硬化症の持病があり、妊娠・出産に危険が伴うことから、代理母契約に踏み切った、とされている。夫のスターン氏は生化学者で、婦人は小児科医で代理母に関する相応の知識があった。夫妻とメアリーとの契約には、ニューヨーク州の不妊センターが介在している。

契約内容は、妊娠がわかったらいっさい薬を飲まないこと、羊水診断を受け胎児に障害が認められた場合、中絶することが決められ、報酬として、中絶した場合、報酬はなく、流産・死産の場合千ドル、正常に出産できたら一万ドル。出産後は、養子契約に署名して親権を放棄すること、また、妊娠は二年以内という取り決めもなされた。メアリーは人工授精によって妊娠し、翌年女児を無事に出産した。

ところが、メアリーは引渡しを拒否し、裁判となった。八七年のニュージャージー州上位裁判所は、代理出産の契約は有効であり、スターン夫妻に親権を認める判決を下した。しかし、八八年の州最高裁判所では、一転して代理出産契約を無効とする判決を下した。その結果、父親をスターン氏とし、母親をメアリーとし、親権は父親側、メアリーには訪問権を与えたのである。

この事件をきっかけとして、国際的に代理母出産を規制する動きがあった。このベビーM事件に関しては、後に、フィリス・チェスラー『代理母――ベビーM事件の教訓』（平凡社）という本が出版されているので参照されたい。

日本では、二〇〇三年四月、日本産科婦人科学会が「『代理懐胎』に関する見解」を発表した。

代理懐胎の実施は認められない、また、その斡旋もしてはならないとした。その理由は、
①生まれてくる子の福祉を最優先するべきである。
②代理懐胎は身体的危険性・精神的負担を伴う。
③家族関係を複雑にする。
④代理懐胎契約は倫理的に社会全体が許容していると認められない。
というものである。

この会告は、一九八九年に国連総会で採択された「児童の権利に関する条約」に基づいている。その条約では、「児童はあらゆる目的のための又はあらゆる形態の売買又は取引の対象とされてはならない」と定めている（第三五条）。代理懐胎は、依頼されて妊娠し子を産む。そこに金銭が関係し、売買の対象となる可能性がある。また、出産後、依頼者に引き渡すが、出産した女性が子の引渡しを拒否したり、子が依頼者の期待と異なっていた場合には依頼者が引き取らないなど、当事者が約束を守らない場合もある。

昔、小津安二郎の映画で、『卒業はしたけれど』という映画があった。これは大学を卒業したのに、不況で就職先がないという映画だが、せっかく、この世に生を受けたのに、代理母と両親との契約の不履行により、子どもの引取り手がいなくなるようなことになれば、『生まれてはきたけれど』という事態になりかねない。そうなれば、子の精神発達過程において自己

受容やアイデンティティーの確立が困難となり、本人に深い苦悩をもたらす。長野県の一医師がこの会告を破って産科婦人科学会を除名されたときにはマスコミを巻き込んで大騒ぎとなった。興味本位の騒ぎは良くないが、一般市民が問題点を知る契機にはなったと思われる。

生殖医療に携わってきた学会は日本産科婦人科学会だけではなく、日本不妊学会がある。日本不妊学会は、二〇〇六年に日本生殖医学会と改称されたが、この学会の発足自体は意外に古い。それは一九五六年のことで、日本が戦災の痛手から立ち直り、朝鮮戦争特需を経て、「もはや戦後ではない」といわれた時期にあたる。以来、すでに半世紀に及ぶ。この間、不妊治療は驚異的な進化を示しているが、それだけではなく、不妊治療がおかれている立場も劇的に様変わりしている。

半世紀前と現在を比較すると、不妊に対する社会的な事情が全く異なっていることがわかる。日本不妊学会の立ち上げは早かったものの、実は、創立時、その存在意義すら疑われていたのである。例えば、日本不妊学会誌の第一巻（一九五六年）を見てみよう。そのなかで林基之は、次のように述べている。

狭い土地に人口過剰にあえぐ日本にとっては、不妊症の研究は全く無意味だとする人もあるが、我々はもっと視野を広くし、国民のあらゆる不幸をとりのぞく事が、民主国家としての最大の要諦であることを思わねばならない。

敗戦に至るまでの日本の大陸侵略は、貧困問題と過剰な人口を植民させることで解決しようとしたのが大きな要因の一つである。第二次大戦により多数の戦死者を出し、日本は人口を減らしたが、戦後の復興とともに出生率は上昇し、人口も高度成長に比例して右肩あがりに増加しつづけてきた。ようするに、半世紀前は人口の増加が問題であった。したがって、日本不妊学会の存在意義も、右のような理由づけをしなければならなかったのである。

しかし、周知のように、近年の著しい少子化傾向のなかで、ついに日本は人口の漸減時代に入った。現在の出生率がつづけば、半世紀後には日本の人口が半減し、六〇〇〇万人程度になるという予測もある。現在の社会保険制度は、人口が増加し、若年層が多数いることを前提につくられたものである。そこで、少子化に歯止めをかける努力が政府・産業界などを中心になされるようになった。こうした時代状況の変化を背景に、現在、不妊治療は子どもを増やす方策の一つとして、大きな期待がかけられてきている。

実際、政府や地方自治体は、不妊治療に対して金銭的な補助をするようになった。現に厚生労働省は、少子化対策の一環として二〇〇四年度予算案で、不妊治療の経済的支援に二五億円を計上している。さらに、二〇〇六年度から、現在通算二年間に限定している助成期間を五年に延長する方針を決めた。これは、所得六五〇万円以下の夫婦が対象で、年間上限一〇万円を助成するというものである。

少子化対策として生殖医療の技術的バックアップや金銭面での補助など、こうした取り組みは、もちろん評価されるべきであろう。しかし、なぜ子どもを生まなくなったのか、私は、その最大の要因はテクニカルな問題より以上に、生む側の「意志」にあると考える。つまり、国民の意識が変わらない限り、少子化傾向はつづくであろう。

そして、現在の国民意識には社会構造の変化が反映している。それはさまざまなものが考えられるが、たとえば、学歴によって所得格差が存在する以上、親は子に対して、高学歴になるように教育費をつぎ込むことになる。学歴の高さと教育費は相関関係にあり、勢い少なく生んで一人当たりの教育費を高くせざるをえない。

また、働く女性が増えたこともその原因である。女性の社会進出には二パターンあるようだ。一つは、社会で働くことで自己実現を目指す。もう一つは、共働きでなければ生活できないということである。いずれも、子育ての時間が少なくなる。したがって、保育施設の充実や男性の育児休暇など、社会制度・企業体制などの改編が求められている。少子化対策の抜本的な対策は、子どもを生みたくなるような社会に変えることであろう。

さて、日本では生殖医療に関する規制は、主に日本産科婦人科学会や日本不妊学会などの会告などを通して行われてきた。しかし、会告に従わないことを公言し、日本産科婦人科学会の方針を糾弾する医師も現れ、商業主義の浸透を思わせる動きもみられるようになった。

こうした規制を破る動向への対応の一つとして、厚生労働省は専門委員会を立ちあげて検討してきた。その名も、「厚生科学審議会先端医療技術評価部会生殖補助医療技術に関する専門委員会」というものである（以下、「生殖補助技術専門委」とする）。その検討結果は、二〇〇〇年十二月に公表されている。その結果を踏まえながら、さらに生殖医療の問題点を浮き彫りにしていこう。

死後の生殖補助医療

いまでは、精子・卵子、受精卵、さらには卵や卵巣組織の採取・凍結が簡単にできるようになった。そのため、親の死後でも、新しい「いのち」の誕生が可能となった。もちろん、これまでにも、母親の妊娠中に父親が死亡して、父親の死後、子どもが生まれるというような事態はあったわけだが、片親、もしくは、両親が死亡してからも、その精子や卵子から妊娠、あるいは、代理母を通じて出産することが可能になったのである。しかし、それとともに、倫理的・法律的な問題がおこっている。凍結精子による人工受精はすでに広く行われている。これにより時空を超えた生殖が可能となる。日本においても、すでに死亡した夫の凍結精子を用いて妻が出産した例がある。そして、その子どもは、果たして精子の持ち主であった父親の子どもとして認知されるのかどうかが裁判で争われた。

これは、死後に行われた体外受精で生まれた男児が、民法上の父子関係の確認（死後認知）を国側に求めた訴訟である。男児は二歳なので、もちろん訴訟能力はない。男児を出産した四十歳代の女性が法定代理人として提訴した。『毎日新聞』によれば、死亡した夫は、白血病で、骨髄移植の手術をうける際に浴びる放射線により、無精子症になること懸念して、精子を冷凍保存していた。その男性は九九年に死亡したが、妻はその凍結精子を使って体外受精し、夫の死後、二〇〇一年に男児を出産した。これは国内初の例とされている。妻は出生届を行政機関に提出したが受理されず、提訴となった。民法には、父親が死亡して三年以内であれば死後認知を提起できることになっている。しかし、それは死亡以前に生まれていた子の場合であり、今回の裁判では、死亡後に妊娠出産した場合にもその規定が当てはまるのか、死後の出産に生前夫の同意があったのかが争点となった、という。

松山地裁は請求を棄却した。裁判長が述べた判決理由は、「社会通念上、今回のように生まれた子と夫との間に親子関係を認めるという認識は乏しい」というもので、「父子関係をあいまいな社会通念で決めることは望ましくなく、何らかの立法措置が必要だ」と指摘している。

『毎日新聞』は、「現行の民法の規定では、夫の死後に妊娠、出産するケースを想定していない。急速に進歩する生殖医療によって現実化した精子提供の死後認知について初の司法判断で、法務省などが進めている民法改正や特別法の制定などの議論に一石を投じそうだ」と結んでいる（『毎日新聞』二〇〇三年十一月十三日）。確かに、生殖医療は一般の人たちの想像を超えたスピードで進歩しており、法整備が追いついていないのが現状である。早稲田大学法学部教授の棚村政行は、この判決の特徴は、死後生殖における親子関係について、遺伝的・生物学的な関係でなく、子どもの福祉や家族法の秩序、体外受精などの生殖補助医療の人々の認知度など、社会的要素を基準にして判断した点にある、とコメントしている。

この裁判は二審で覆り、高松高裁判決では認知を認めたが、さらに、最高裁まで争われた。男児はすでに五歳となっていたが、二〇〇六年九月四日の上告審判決で裁判長は「死後生殖について民法は想定していない。親子関係を認めるかどうかは立法によって解決されるべき問題」と述べ、法律の規定がない以上父子関係は認められないとする初めての判断を示し、二審・高松高裁判決を破棄。女性側を敗訴させる判決を言い渡した。報道では、判決は、死後生殖によって生まれた子が認知されることによって、いまの民法の下でどのような法的メリットを得られるのかを検討し、「父から扶養を受けることはあり得ず、父の相続人にもなり得ない」という。さらに、最高裁では、今回のようなケースで父子関係を認めるべきかどうかは「生命倫理、子の福祉、社会一般の考え方など多角的な観点から検討を行った上、立法によって解決されるべき問題だ」と法整備の必要性を指摘している。二審では、死後認知を認める要件として、①子と父の間に自然血縁的な親子関係があること、②懐胎について父の同意があるという基準を打ち出したが、最高裁はこの判断は是認できないとしている（『朝日新聞』二〇〇六年九月五日）。今後も、こうしたケースは予想され、早急な法整備が待たれる。その際、高松高裁の判決は参考になるのではないか。

精子の凍結に関しては、日本不妊学会がすでに会告をだしている。それは、「将来的に子どもを持つ可能性のある男性が、がん治療などを受ける際、精子の凍結保存を認める」というものである。しかし、それは患者が死亡した後も有効なのではなく、「凍結した精子は死後、速やかに廃棄すること」としている（「『医学的介入により造精機能低下の可能性のある男性の精子の冷凍保存』に関する日本不妊学会の見解」二〇〇三年九月三十日）。また、未成年者の場合、凍結精子は、本人だけではなく、親権者の同意も得ることを条件としている。

私はこの会告を出したときの日本不妊学会の理事長であり倫理委員も兼ねていた。会告は学会で議論をした結果であるが、理事長名で出されるのが通例である。したがって、この会告も私の名前でだされており、それを翻すようなことを述べるのは心苦しいが、私は現在では、死亡した父親が同意していれば、父子関係を認めるべきであると考えている。これは、第三者からの精子提供が数多く行われている現状から考えても、受け容れられるように思われる。

蛇足ながら、私はこの最高裁判決に関してＮＨＫラジオから取材を受けた。重複する点もあるが、参考までに概略を紹介しておこう（「ラジオあさいちばん」二〇〇六年九月十四日放送）。

Ｑ　今回の判決によって、医療の技術の進歩に現在の法律が追いついていないということが浮き彫りになったが？

Ａ　生殖補助医療の結果は子供が負うので、子供の福祉を何よりも優先しなければならない。それでは、どのようにすれば子供の福祉を優先したことになるのか。この点が問われている。判決で、現在の法律がこのような形での子供の出生を想定していない、というのは、形式にこだわっているように感じる。もっと現実を直視した生きた判決を期待していた。

Ｑ　今回の夫婦のように、生殖機能が損なわれる夫にとって精子の凍結保存は、将来、子どもを残す望みができる。海外では夫の書面による同意があれば死後生殖が認められているが。

Ａ　私が日本不妊学会の理事長を務めていた二〇〇三年九月、「『医学的介入により造精機能低下の可能性のある男性の精子の凍結保存』に関する日本不妊学会の見解」を学会の会告として公表した。これはわかりやすくいえば、癌の治療などによって精子が出来なくなってしまうことがあるので、治療前に本人の意思により精子を凍結保存することができるというものであった。ただし、本人が死亡した場合、直ちに廃棄する。と明記してある。私はこの学会の倫理委員もかねおり、当時はこう考えていた。

しかし、現在では、夫の同意が明らかであれば、死後生殖を認めて良いという立場である。なぜかというと、非配偶者間人工授精（ＡＩＤ）が現在広く行われているからで、ＡＩＤでは、子どもの遺伝上の親を知る権利、すなわち遺伝上の父を子供に告知すべきかどうかが問題になってる。ところが、同意のある死後生殖ではこのような問題はない。

Ｑ　今後、法整備や体制作りを含め、どんなことが必要だとお考えですか？

Ａ　法律の整備が必要なことは言うまでもないが、ただし、これまでは、官僚の主導により、いわゆる「審議会」を立ち上げ報告書を仕上げ、それを元に法案を作る……という流れでやってきた。確かに、能率は良いが、委員の選び方は不明で一定の期間パブリックコメントを求めてはいるものの、大部分の人は何をやっているのかわからないという状況があった。これからは、市民に広く生殖補助医療の実態を知ってもらい、国民的な合意を得て法律を整備するなりしていくことが求められる。

死後生殖は、遺伝的な点では問題がないが、法律的、倫理的、社会的に複雑な問題が存在する。また、公共の福祉、社会の受容度・許容度、など多くの問題を孕んでいる。これを推し進めていくと、夫の死後の人工受精・体外受精に凍結精子を用いること以外に、昏睡状態あるいは植物状態のとき、さらには死亡後に精巣から精子を採取するということも起こるかもしれない。極端な場合として、将来胎児の卵巣から得た卵子で体外受精を行うことも可能となるかもしれない。したがって、一定の歯止めが必要なことと、一般市民の意識からかけ離れた決定はしてはならない。

海外ではどうだろうか。イギリスでは、死後生殖は法的に有効な同意があれば、医師の判断で可能とされており、最近では出生証明書の父の欄に亡夫名を記載できるようになった。米国では二〇〇二年、死亡した配偶者が親になることに同意していれば、生まれた子の親になれると法律で定めている。一方、ドイツでは一九九〇年、フランスは一九九四年に、死後の人工授精・体外受精を禁止した。スイスも二〇〇一年、死後生殖を認めないことを法制化している。

棚村は、死後生殖の対応は、個人主義をベースに、できるかぎり個人の権利や意思を実現したいとする英米型（「私的自治」モデル）と、家族や社会全体にかかわる公の秩序や人間の尊厳を重くみる大陸諸国型（「国家規制」モデル）に大別している。そして、死後生殖に関して、両モデルの中間的なアプローチがふさわしい、と述べている。

余談ながら、この二つのモデルが、「自由」の考え方の違いと類似しているということは興味深い。デ・ルジェロは、イギリス型の「自由」とフランス型の「自由」を比べて、イギリスの「自由」は“liberties”と複数形であるのに対して、フランスの「自由」は“liberté”と単数形を重視するという（『ヨーロッパ自由主義の歴史』）。イギリスの場合、その伝統的な個人主義の強さとあいまって、「自由」は諸個人に属するのに対し、フランスの場合、ラ・マルセイエーズのもとに国民が一丸となって王制を打倒し「自由」を獲得したように、抽象的なものが観念される。そこでは公共性が優先される、という。

中央大学文学部教授の三浦信孝は、米国とフランスの民主主義の違いについて、次のように述べている。「民主主義の基本的な価値のうち、確かに米国は自由に、フランスは平等に軸足を置くという違いがある。その結果、一方は市場へ、他方は国家へと傾いていく。八〇年代を機に、自由化・規制緩和に走る米国に対抗し、フランスは伝統的福祉にこだわるようになった。リベラル（市場重視）とソーシャル（社会的権利重視）で色合いがはっきり分かれてきた」という。

そして、両国の民主主義に対する感覚に差が生じたのは、その歴史の違いに由来する。つまり、「米国は身分制社会の英国から抜け出した清教徒が核になって、建国した。その出発点ですでに境遇の平等は実現され、そのもとで経済活動と信仰の二つの自由を追求することができた。フランスは革命で王政を倒しはしたものの、特権階級は残り、平等はなかなか達成されなかった」（三浦「色違いの民主主義」『朝日新聞』二〇〇五年九月二十日）という。

重要なことは、生殖医療は個々の一患者と一医師の関係のなかで完結するのではなく、生殖医療は、社会全体に影響を及ぼす以上、社会的規模でそのスタンスを提示する必要があるということである。そして、その際に必要なのは、社会にどんな影響が起こり得るか「全体」を予見する想像力である。

日本では、民主主義は戦後に「与えられた」ものとして始まった。しかし、その結果、六〇年安保闘争にみられるような反戦平和運動などに大きな成果を残した。だが、現在、戦後民主主義は退潮しつつあり、自前の民主主義を育てられるのか、現在岐路にたっている感がある。みずから勝ち取ったものではない日本の民主主義はもろくも崩れ去ってしまうのだろうか。生殖医療についても、市民レベルでの積極的な発言が求められている。

死後の生殖補助医療には法律的、倫理的、道徳的な複雑な問題が存在する。だが、いかなる場合でも、親となる人物の同意は重要である。もし同意なしに死後生殖が行われれば、彼ないし彼女は、その生涯の重要な出来事＝生殖の決定者となれない。死者の希望が守られるためには、「子どもを生む」という意志が明瞭でなければならない。この点は、臓器移植の場合と決定的に異なる点であろう。臓器移植は現在、死後、本人の同意がない場合でも、家族の同意があれば可能な方向に向かっている。

また、死亡によって起こる社会的な問題の一つは、遺産相続である。凍結精子は遺産相続と関連してくる可能性がある……いや、実際、その問題は発生している。

一九八三年、オーストラリアの飛行機事故で、マリオとエルザ・リオスという人物が死亡した。そして、遺産として、八〇〇万ドルが遺された。残されたのは遺産だけではない。体外受精クリニックにも、二つの受精卵が残された。この受精卵を巡って、問題は起こった。それは、もし、その受精卵を不妊カップルに提供して、子どもが生まれてきた場合、その遺産は相続されるのかどうかという問題である。タスマニアの裁判官は、「その受精卵は人として生まれる可能性があり、したがって、遺産を相続出来る」とした。しかし、結局、「その胚は科学のために役立てるべきだ」ということになり、不妊カップルに提供されずに、研究のために役立てることになった。

凍結精子は遺産相続の他に、次のようなことも考えられる。将来、未成熟卵を体外で成熟させることが可能になれば、胎児の卵巣から得た卵で体外授精が可能になる。つまり、この世に生まれなかった胎児を、遺伝上の母として子どもが生まれる可能性があるわけだ。もし、こうして生まれてきた場合、この子どもは心理学的にどのような影響をうけるのだろうか……。

代理出産（代理懐胎）について

代理出産は、米国で盛んに行われている。わが国でも女性タレントが米国にわたり代理出産によって子どもを得た。その詳細をマスコミが発表し注目をあびた。このケース以外にも、外国で代理出産により児を得る日本人がでてきている。

一口に代理出産というが、実際は二通りある。まず一つは、「体外受精型代理母」（IVF surrogacy）と呼ばれるものである。これは、依頼する夫婦などの受精卵を、代理母の子宮に移植するものである。これは、すでに受精している卵子を代理母のなかで育成するだけなので、「借り腹」と呼ばれることもある。この場合には、体外受精が必須となる。もう一つは、「人工授精型代理母」（IUI Surrogacy）と呼ばれるものである。これは、代理母の卵子を使うので、体外受精は必要なく、人工授精で行うことが可能だ。ただし、こちらは「借り腹」と違って、代理母の卵子が用いられ、生まれてくる子どもの遺伝上の母となるので、親権その他、種々の問題が発生する可能性が潜在している。

日本産科婦人科学会では、代理出産を禁じている。海外で代理出産を試みる夫婦が出てきているのはそのためである。代理出産には、個人の幸福追求権や商業主義の問題、一国での規制の有効性、法律面など様々な問題がすでに存在している。例えば、代理出産は米国の一部の州、英国、カナダ、ロシアなどで認められている。一方、ドイツ、フランス、オーストラリア、台湾などでは禁止されている。だが、一国で規制しても、他の国で行えば、規制の有効性は少なくなってしまう。

この点で、たとえば、ＣＤやＤＶＤなどの海賊版（不法複製）が多く出回り、欧米や日本の著作権・版権・複製権（コピーライト）などのスタンダードと異なる中国の動向が懸念されていた。しかし二〇〇六年四月、中国中央テレビによると、中国衛生省は十日、代理出産や、卵子と精子の売買を禁止すると表明した。同省は代理出産について「法律や道徳的な問題があり、実施することで社会に危害を与える」と指摘している。その他の生殖医療については、衛生部門の許可を得た施設でのみ実施できるとし、近くそれら施設の名簿を公表するとした。中国では規制の方針を明確に打ち出したことになる。

日本で代理出産に関して、裁判で争われた事例として、日本の夫婦が、米国に渡って代理出産によって子をもうけたことに関するものがある。これは、その生まれた子の出生届けを、日本の自治体に提出したところ、受理されなかったことで裁判で争われることになった。その後、夫婦側は、「子どもを持ち、幸福を追求することは当然の権利であり、その権利が自治体の不受理によって侵害された」と主張した（『朝日新聞』二〇〇五年五月二十四日）。

この件に関して、『読売新聞』（二〇〇三年十月二十三日）では、代理出産で子どもをもうけた日本人夫妻は、夫（五三歳）と妻（五五歳）であったと報じている。高齢になってからの養子縁組は古くから見られるが、代理出産によって、父方もしくは母方、あるいはその両方の遺伝子を持つ子供を持つ可能性がでてきたわけである。

夫婦は、二〇〇一年にカリフォルニア州の代理出産あっせん会社と契約した。そして、アジア系米国人女性から卵子提供を受け、夫の精子と体外受精した。この受精卵を別の米国人の「代理母」の子宮に移植し、二〇〇二年に、双子の男児が生まれた。カリフォルニア州法では、代理出産の場合、裁判所の判決が得られれば「依頼人夫婦を父母」とする出生証明書が発行される。この夫婦の場合も、申請がみとめられ裁判所から証明書が発行された。

夫婦は、この裁判所の出生証明書と出生届を在米日本総領事館に提出。しかし、妻が五〇歳を超え、生殖年齢を超えていることから、総領事館では受理を保留。法務省と協議したが、受理の可否を決定できない状態が続いていた。双子の男児は日本国籍を得られないため、二〇〇五年春に、「米国人」として外国人登録し、日本に帰国している。

日本では、すでに一九六二年、最高裁が母子関係は「出産の事実をもって母とする」という判断を示している。法務省民事局は、夫婦が米国の裁判所から得た証明書を入手し、初めて代理出産の事実を知ったのだが、その妻が実際に自分で出産していないことが明らかになった以上、受理は難しいと説明している。

このためこの双子が日本国籍を得るためには、米国で代理母を実母とする出生証明書を作り直し、改めて養子縁組する必要があるという。夫婦の訴えは、家裁で否決された。夫婦は上告したが、大阪高裁は家裁の判決を支持して、やはり、代理出産の母子関係を認めていない。その根拠は、「法律上の母子関係を、分娩した者と子との間に認めるべきだとする基準は、医療の発展があっても例外は認めるべきではない」というものである。

　さらに、「人をもっぱら生殖の手段として扱い、第三者に懐胎、分娩による危険を負わせるもので、人道上問題がある」とも指摘している。この裁判は、いわば、「人道上の問題」対「個人の幸福追求権」であり、さらに、商業主導による代理出産、法律制度の見直し、一国での規制の有効性など数多くの問題を突きつけているといえるだろう。

　この一国での規制の盲点に関して、最近、代理出産の韓国ルートが注目を浴びた。韓国では体外受精や子宮への移植に関する規制がないので、日本で韓国業者と連携して商業的な斡旋を行う業者の存在が明らかになった。韓国で実施可能となると、米国より距離的に近く安価なこと、および、人種的に近いことなどから、代理出産がより行われ易くなることも予想されたが、韓国ではその後、禁止された。この代理出産の仲介業者の捜査のなかで浮かび上がってきたのは、人工受精を行う場合、日本の内科医に依頼しているということである。なぜなら、日本産科婦人科学会は、精子、卵子の売買を学会員に禁じているからである（『読売新聞』二〇〇五年九月二日）。

　日本ではまだ法的規制はないが、学会の会告が一応の拘束力を示しているといえるが、内科医が代行することで骨抜きになる恐れがある。

このような裁判や事件は、代理出産の問題点を明らかにし、また、その問題を一般市民に考えるきっかけを提供するという点では意味がある。米国では判例の積み重ねが法となっていくので、広く議論もおこり市民の意見が取り入れられ、一つのルールを作っていくという側面がある。

しかし、よくいわれるように、日本人は法廷での決着を望まず、「示談」という形をとることが多いので、市民にとってなにが起こっているのか、問題が顕在化せず、解りにくいという傾向がある。したがって、学会や大学などの研究機関がわかり易い解説・説明をすることが望まれる。

「生殖補助技術専門委」では、「人を専ら生殖の手段として扱ってはならない」という見解を示している。これはその通りであり、至極当然である。しかし、穿ってみれば、代理懐胎（代理母・借り腹）禁止のために、取り上げられた見解のようにも思える。昭和大学の矢内原巧教授・山梨医科大学の山縣然太朗教授らが中心となって行った、代理懐胎についての意識調査によれば、「借り腹は認めて良い」と「条件付で認めてよい」をプラスすると、肯定が四四・三パーセントにのぼる。一方、「認められない」は二三・九パーセントであり、肯定派が二倍近い。人工授精型代理母の場合、肯定三〇・三パーセント対否定三四・二パーセントと逆転するが、その差は僅かである（「生殖医療技術についての意識調査　二〇〇三」）。

代理懐胎によってしか子を得ることが出来ない人がいることは事実であり、こうした意識調査の結果を踏まえ、代理懐胎は厳格な条件を付けて認めることを検討すべき時期にきているといえるだろう。

宗教的な利他主義などによる「人助け的発想」による代理懐妊・出産の引き受けは、比較的問題が少ないといえるが、最も憂慮されることは、経済的弱者や第三世界の女性が請け負わざるを得ない状況に追い込まれる可能性である。生殖医療にまつわる商業主義については、代理出産のみならず問題が多く、この点については後に触れる

また、代理母から発展して、将来的に実現可能なものとして、動物の子宮で代理する方法と、人工子宮が研究されている。ただし、動物の子宮の場合、どのような感染・合併症がでるか未知数である。より安全なのは人工子宮である。人工子宮が出現すれば代理懐胎の問題はなくなる。動物の子宮内でヒトの胎児を育てることよりも、人工子宮の方が抵抗感はすくないかもしれない。

人工子宮が実現すれば、妊娠・出産は女性のものではなくなり、女性は、妊娠から出産、そして、産後の難業から「解放」されることになる。人工子宮となれば、五つ子や六つ子、あるいは、それ以上の育成が可能となる。だが、やはり、それはハックスリー的な新世界であり、複雑な感情的・倫理的な問題が持ち上がるだろう。

遺伝上の親を知る権利（人工授精および養子）

「出自を知る権利」とは、生殖補助医療で生まれた子どもが、遺伝上の親などを知る権利である（『朝日新聞』二〇〇五年五月二十三日）。一般にはあまり知られていない事実だが、「非配偶者間人工授精」（ＡＩＤ）は、国内では五〇年以上の歴史があり、すでに一万数千人以上が生まれたと推計されている。国内の精子提供者はすべて匿名である。

「出自を知る権利」に関する調査は、慶応大学病院で行われた。調査期間は、一九九八年〜二〇〇四年、対象者は精子を提供した一二〇人であり、三二人から回答を得た。遺伝的な父親を知りたいと思っている子どもたちがいることについては、六七パーセントの人が「そう思うのは人情で仕方がない」と応え、一八パーセントが「当然の権利」として積極的に支持した。その一方で、匿名が条件でも「会いたいとは思わない」が八八パーセントにのぼっている。また、「子どもが会いに来る可能性があるとしたら提供しなかったか」という質問には、六七パーセントが「しなかった」と回答した。その理由は、「自分の生活が脅かされる」「子どもに何らかの責任を取らなければならないと感じる」などである。

厚労省の審議会は二〇〇三年、第三者から精子や卵子、受精卵の提供を受けて生まれた子どもが一五歳になった場合、遺伝上の親を特定できるとする報告書をまとめている。国はこれを基にして法案を提出する方針だったが、棚上げ状態が続いている。その一方で人工授精（ＡＩＤ）で生まれた子どもたちが、遺伝上の親を探す動きが広がっている。

米国では、一九九七年、人工授精によって出生した子どもが、遺伝上の父親に手紙を書いた。その手紙には、「あなたの精子で生まれた子です」というメッセージと写真、それから、父親の性格や趣味などに関する質問が書かれていた。しかし、父親は返事を書かなかった。そこで、子どもはテレビのドキュメンタリー番組に出演し、父親からの返事を待っていることを訴えた。この番組がきっかけとなり、この親子は後日、対面している（『朝日新聞』二〇〇二年五月二十四日）

日本ではこれまで非配偶者間人工授精はすべて匿名で行われてきた。日本でも「実名での提供を認めるように」との勧告がなされたが、ドナーが減少するという危惧があり実施機関の医師は反対している。現実的に考えれば、匿名での提供を認めるとともに、本人特定までには至らない情報の部分開示という方法もありうるかもしれない（『朝日新聞』二〇〇五年一月十一日）。

オランダでは、二〇〇四年六月に「ドナー情報保護法」が施行されてから事態が一変したようである。子どもの「出自を知る権利」が認められ、十二歳になれば親の医療・身体情報、一六歳になれば姓名など本人を特定できる個人情報を、段階的に得られることになったのだ。法の施行とともに、全国の病院でドナー情報の登録がはじまり、子どもからの申請を審査する専門財団も設立された。

オランダでは、医療関係者が頭を悩ませているのが情報開示によるドナーの激減だ。このため、隣国のベルギーの病院にＡＩＤの実施を求めてゆく女性が急増した。グローバリゼーションにより、かつてよりも国境が低くなり、一国での決定（この場合、情報開示）が効果を発揮できなくなるという点がここでも露呈している。今後そうした傾向は強まるのではないだろうか。

オランダの人口は日本より遥かに少ないが、すでに約三万五千人の子どもがＡＩＤで生まれている。そして、シングルマザーやレスビアンカップルがＡＩＤ出産の一割を占めるのも特徴の一つであろう。日本でも、少子化対策として、この両者に対するＡＩＤを真剣に考慮するべきなのかもしれない。

日本でも近年、第三者からの精子提供による人工授精（ＡＩＤ）で生まれた三一歳の男性が、日本において初めて実名を公表し、日本遺伝カウンセリング学会で発表した（『朝日新聞』二〇〇五年五月二十八日）。この男性は医師であるが、自分が偶然ＡＩＤにより生まれたことを知ったという。両親に事実関係を聞いても、その話題を避けられ一人で悩んでいたが、新聞報道で自分と同じ境遇の子どもがいることを知ったのをきっかけに、ＡＩＤの子どもの会を立ち上げた。男性は「親はきちんと子どもに説明して欲しいし、医療者側も相談態勢を整えて欲しい」

生殖補助技術を利用するか

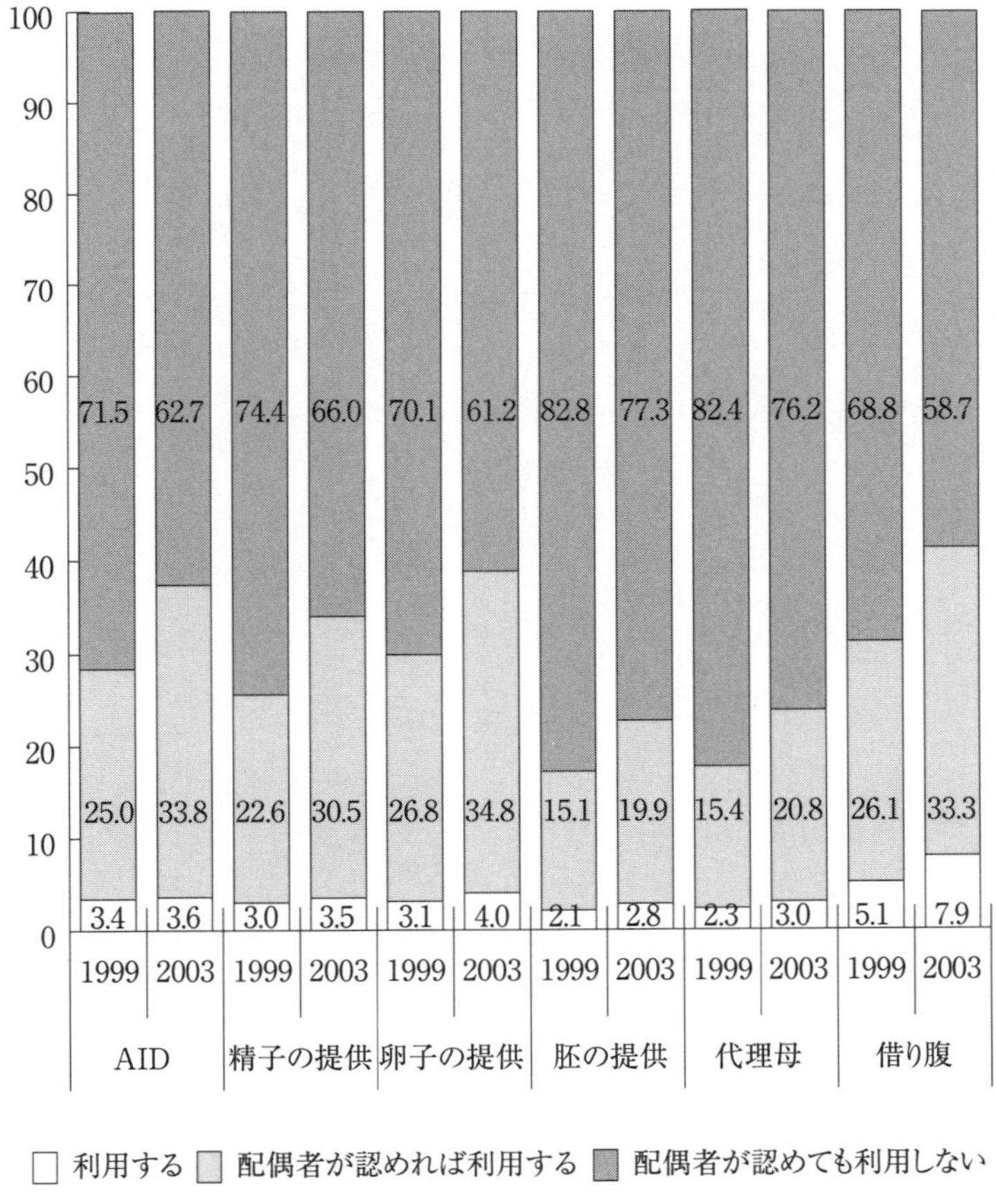
100
90
80
70
60
50
40
30
20
10
0
71.5
62.7
74.4
66.0
70.1
61.2
82.8
77.3
82.4
76.2
68.8
58.7
25.0
33.8
22.6
30.5
26.8
34.8
15.1
19.9
15.4
20.8
26.1
33.3
3.4
3.6
3.0
3.5
3.1
4.0
2.1
2.8
2.3
3.0
5.1
7.9
1999
2003
1999
2003
1999
2003
1999
2003
1999
2003
1999
2003
AID
精子の提供
卵子の提供
胚の提供
代理母
借り腹
利用する
配偶者が認めれば利用する
配偶者が認めても利用しない

と訴えている。

この問題に対する私の考えは、はっきりしている。私は、子どもが「出自を知る権利」は全面的に認めるべきと考えている。かつてアメリカで、黒人を主人公として、自分の民族的な出自を探るその名も『ルーツ』というドラマが話題になった。この作品の原作者は、アレックス・ヘイリーで、ヘイリーは母親の家系を探り小説『ルーツ』を書いた。つまり、「ルーツ」とは家系のことである。内容は、アフリカから奴隷としてアメリカに連れてこられた黒人少年クンタ・キンテの物語。一九七七年に放映され、エミー賞六部門独占受賞、ピューリッツァー賞を受賞し、「ルーツ」＝出自探しは一種の社会現象となった。米国の黒人はその多くが、アフリカから奴隷としてアメリカ大陸に連れてこられたという過去をもつ。一九六〇年代にブラック・イスラムを率いた「マルコムX」も自らの出自を探した一人である。だが、彼は結局、祖先がわからず、その氏姓を知ることができなかったという。そこで名前を「X」（＝不明）としたといわれている。

人間には誰しも自分の出自を知る基本的な権利がある。私の経験からいうと、これは癌告知の問題と共通する面があるように思われる。日本では、少し前まで、癌患者に対して告知しないことが一般的であった。癌を告知することにより、患者が生きる希望を失わないように配慮したのである。しかし、近年では、真実を知るべきだという考えに変わりつつある。これは、患者—医師関係、患者—家族関係に良い影響を与えている。なぜなら、認めない場合、医学的な困難に直面するからである。癌を告知しないで、強い副作用をもつ抗癌剤を投与するのは難しい。

もちろん、癌告知の方がいいからといって、一律に告知すればいいということではない。これからはオーダーメイド医療の発展により、各種疾患に対してキメ細かな対応をすることが当たり前になっていくのではないか。

ダウン症児が消える

米国では、一九七〇年代以降、障害児をもつ母親が、出生前診断ができることを知らされなかった、として医師を訴え、医師が敗訴する例が相次いだ。生む前の胎児の段階で、それが障害児であることがわかれば堕胎した……ということであろう。こうして出生前診断、さらには受精卵診断が広がっていった（『読売新聞』二〇〇三年九月二十日）。

日本でも、受胎後の検査はすでに普及している。だが、出生前診断で障害が分かり中絶することは、障害者が生まれることを排除、障害者の存在、障害者の生きる権利を否定するものだ、という批判の声があがっている。

ある地区で調べたところ、ダウン症と奇形児がほとんどいなくなったという。これは、出世前診断によりダウン症を診断出来、また超音波検査でかなりの程度の奇形が診断できるため、妊娠中絶してしまうからである。しかし、一般市民には、このような事実はほとんど知られていない。知られていないまま事態が進行しているのである。

たしかに、健康児が生まれることは両親の願いであろう。しかし、ダウン症はそれほど重篤な疾患ではなく、性格もおだやかである。テレビのコマーシャルで、ダウン症児と両親の歩みを紹介したものが流されたことがある。新聞によれば、そのコマーシャルへの反響は大きく、「生きた証し」に共鳴した電子メールが殺到したという。このコマーシャルを観た視聴者のなかに、ダウン症の長男をもつ男性がいた。男性は、「ダウン症の子は天使だといわれます。生きるとはなにか、生命とはなにか、人間とはなにか、深く考えさせられます」と述べている（『朝日新聞』二〇〇三年八月一日）。なぜ、ダウン症の子は「天使」なのか。たとえば、障害児をもつ大江健三郎は小説で次のように書いている。

イーヨーは地上の世界に生まれ出て、理性の力による多くを獲得したといえず、なにごとか現実世界の建設に力をつくすともいえない。しかし、ブレイクによれば、理性の力はむしろ人間を錯誤にみちびくのであり、この世界はそれ自体錯誤の産物である。その世界に生きながら、イーヨーは魂の力を経験によってむしばまれていない。イーヨーは無垢の力を持ちこたえている。(『新しい人よ眼ざめよ』講談社、一九八三年)

このイーヨーとは、大江の長男・光がモデルである。光が脳に障害をもって生まれてきたことはよく知られている。それは、大江が障害者である光を題材にした小説やエッセイを多数書いているからである。実は、大江は、ヒロシマ原爆の慰霊で精霊流しのとき、光を仮託した舟を流したことがあるという。つまり、その存在を消そうとしたわけだ。しかし、光は次第に生きる力を発揮し、また、絶対音感に恵まれて自ら作曲するまでにいたる。大江は、光とともに生きることで、励まされるといっている。

ダウン症の子どもの魂も無垢のまま成人となっていく。そのとき、「天使」とみえる瞬間があるのだろう。ダウン症と判明すれば中絶する、というのは「ダウン症児は抹消するべきだ」ということに通じると危惧する声は少なくない。中絶とは、端的にいって胎児を殺すことである。したがって、これを禁止する宗教があることも理解できる。また、実際に、ダウン症と診断されても中絶しないで産むことを選択する親もある。

中絶するとしても、この「いのち」の選別は、どの程度までの異常なら許されるのか。ダウン症の堕胎には、障害児のみならず、優れた者を生み分けるような方向へ進みはしないだろうか……。次に述べる着床前遺伝子診断では、中絶という事態は避けられるが、倫理的にさらに難しい局面へと発展する。

着床前遺伝子診断（受精卵診断）

「着床前遺伝子診断」とはなにか。着床とは、胎盤が形成される初期の段階で、胚が子宮の壁に付着することをいう。したがって、着床前診断とは、体外受精によって着床していない初期胚を得、そして、その初期胚の一部の割球《かっきゅう》*を取り出して遺伝子診断・スクリーニングを行う方法である。通常、四〜八の細胞期胚をサンプリングして行う。顕微鏡を覗きながらの操作によって一〜二割球を採取する。「遺伝子異常がない」と診断された場合のみ、残存割球を有する胚を子宮内へ移植することになる。この方法は一九九〇年に世界で最初に行われてから、その後、実施例が年々増加している。

この問題点であるが、代理出産の場合と同じように、社会的な議論がないままに、実施の事実が先行していることである。例えば、神戸市のある産婦人科医院で、習慣流産を防止する目的で受精卵診断が行われた。習慣流産とは、一度流産するとそれが繰り返され習慣化することであるが、その産婦人科へは診断希望者が押し寄せ、数十人が順番待ちをしている状態となっ

た（『読売新聞』二〇〇四年十二月三日）。

日本産科婦人科学会では、受精卵診断の対象を、成人まで生きることができるかどうかというレベルの重い遺伝病に限っている。なぜなら、診断は遺伝子に関わるものであり、診断の対象をフリーにすれば、優勝劣敗、優れたものだけを残そうとする方向へ道を開くからである。

日本産科婦人科学会は、この会告に違反したとして、無断実施したこの医院の院長を除名処分にした。この医師は、流産はつらいものだ、夫婦が子どもを望むのは自然だ、医師は患者の希望を叶えるのが仕事である、というような一種の使命感で行ったものと思われる。一部には、「医業の広告・宣伝のために行ったのではないか」という批判もあるが、そのようなことは無いと私は信じたい。大学病院や大きな医療機関では、院内に外部の委員も含んだ倫理委員会があり、施設内での倫理的なチェックがなされるが、一医院で行われる場合には、経営者を兼ねた院長一人の考えで行われることがあり得る。この点にも問題があるだろう。

また、米国を始め世界的には、すでに数千例以上の受精卵診断が実施されている。この海外の状況が、会告無視の強行突破の背景にあったのであろう。この医院では、流産の原因である染色体異常の他に、流産の確率を下げるため、異常の頻度が高い１６番や２１番など九つの染

＊受精卵の発生初期におこる細胞分裂を卵割といい、それぞれの細胞は割卵と呼ばれている。

色体の本数も調べた。顕微鏡下で行われたわずかな作業であるが、そこには重大な問題がある。

この21番染色体が三本ある「21トリソミー」は、ダウン症の原因である。したがって、この遺伝子を排除し、着床させないことは、結果としてダウン症も一緒に排除することになる。つまり、習慣流産から一歩進み、比較的重症でない疾患の排除に踏み込んだことになる。医師の意識、あるいは、作業からすれば、それはわずかなことかもしれない。しかし、その踏み込んだ一歩が、遺伝子診断の対象をさらに広げ、歯止めがきかなくなる……という事態を招く恐れがある。つまり、遺伝子診断が広く臨床応用された場合、何らかの疾病遺伝子を有する人間はすべて淘汰されるべきだ、という方向へ向かうかもしれないのだ。

軍事的な用語で、上陸作戦に使われる橋頭堡《きょうとうほ》というのがある。水辺に設置した橋頭堡を拠点にして兵士・物資を水揚げして、内陸深くへ侵攻する。この医師は、自分自身では、習慣流産の診断までしかしない、対象は限定するというかもしれない。しかし、この医師は、意識せずに、会告を突破する橋頭堡を築いたことになる。つまり、他の医師は、この段階から出発し、対象を広げる。そして、さらに他の医師は、そこまで許されているのなら、と次の段階へ進む……というように、一旦、橋頭堡が築かれると、なしくずし的に対象が広がっていく可能性がある。「赤信号、みんなで渡れば怖くない」というようなことで、ある段階になると規制がまったくきかなくなるかもしれない。

読者には、このように不妊症の治療から、「いのち」の選別に向かう危険性があることを知っていただきたい。ドミノ倒しの連鎖のように、個々人が意識せず、知らず知らずのうちに、いわゆる「滑りやすい坂」に入り込む可能性がある。流産防止のための受精卵診断には、賛成意見と反対意見があるが、現時点での一般市民の考え方は不明である。

こうした大きな問題については、医師だけではなく、一般市民の意見が重要だと思うが、例えば、アンケートをとる場合でも、設問の仕方によっては、大きく違った結果がでることが予測される。「流産防止のための受精卵診断は、是か非か」とのみ問えば、「流産が防止されるならいいだろう」ということで、「イエス」が多数になるだろう。しかし、それでは選択の前提となる情報が不足している。たとえば、「流産防止のための受精診断は命の選択につながる危険性があるが、それは是か非か」という設問ならば、結果は異なり「ノー」が増えるに違いない。さらに、この危険性を銘記したうえで、「流産防止に限定した受精診断は、是か非か」という設問、つまり、オール・オア・ナッシングではなく、条件付きであれば、条件によって「イエス」が再び増えると思う。しかし、すでにみたように、この「限定」をどのようにしてキープするか、それは難問である。

読者の判断に資するために、この問題に関して、『読売新聞』（二〇〇四年十二月三日）に二人の意見が掲載されていたので紹介したい。一つの意見は、国立精神・神経センターの白井泰子室長によるものである。白井は、「医学的有用性が十分解明されていないだけでなく、手を加えて望ましい受精卵をつくるなど生殖医療での様々な利用への扉を開く危険性をはらむ。個々の医師・患者関係の中で決められる問題ではない」と、習慣流産への適用に基本的に反対の立場をとっている。これに対して、神戸大学の丸山英二教授は、「妊娠後に羊水などを調べる出生前診断は広く行なわれており、ダウン症が疑われると中絶される現状もある」ということを認めた上で、自然淘汰される可能性が小さくない受精卵を人間が選んでも倫理に反するとは限らないと、肯定的な立場をとっている。

ところで、この習慣流産の夫婦に受精卵診断が行われている、という既成事実先行の現状に対応して、日本産科婦人科学会は、二〇〇五年六月に理事会で現在の基準を見直す作業部会の設置を決めた。現在の基準とは、一九九八年に出された、重篤な遺伝性の病気に限り個別に審査して認めるという会告である。

また、二〇〇六年二月、日本産科婦人科学会は、習慣流産に対する着床前診断についての考え方を公表した。これは、「染色体転座に起因する習慣流産（反復流産をふくむ）を着床前診断の対象とする」とするものである。この着床前診断は臨床研究として位置づけられ、これを実施する医療機関は、現在の重篤な遺伝性疾患を適応とするのと同じ資格要件を備えている必要があるとしている。つまり、重篤な遺伝病に限定していた従来の方針から一歩進めたことになる。重篤な遺伝病→習慣流産→ダウン症排除という具合に、滑りやすい坂にさしかかってはいはしまいか、危惧されるところである。

こうした一連の流れは、神戸市の医師による会告破りがきっかけとなっているが、この騒動はマスコミにも取り上げられたにもかかわらず、その後、一般市民の「いのち」のあり方への意識に浸透せず、大きな議論に発展しなかった。日本産科婦人科学会の会告の見直しに留まっているのは残念なことである。

クローン人間

クローン羊・ドリーの誕生が、世界に衝撃を与えたのは一九九七年であった。

一九九六年夏、イギリス北部のエディンバラ郊外に、ロスリン研究所がある。その畜舎においてクローン羊・ドリーは誕生した。世界に衝撃を与えたのは、この計画を主導したウィルマット博士を始めとする研究者によって、翌年『ネイチャー』に論文が発表されてからである。

それからわずか、五年後にはクローン人間づくりに成功した、という発表があった。二〇〇二年四月、イタリアの産婦人科医・アンティノリが、ヒトクローンの個体を三人の女性に妊娠させることに成功した、と公表したのである。同じ年、クローン人間をつくるといって憚らない団体、ラエリアン・ムーブメントは、クローン人間を誕生させたと発表している。ただし、アンティノリの発言は二転三転し、ラエリアン・ムーブメントの発表の真偽は詳らかでない。

しかし、ここで「クローン人間生誕」ということが報道で大きく取り上げられたことには、二つの意味が潜んでいると思う。一つは、羊で出来たことは同じ哺乳類である人間でも出来るだろう、ということである。これまでの生殖技術の発達の歴史をみれば、動物で見出された技術は人間にも応用できることが多かった。すなわち、倫理的な問題を除けば、動物実験で可能なものは、人間にも適用することはそれほど難しいことではないのである。二つ目は、一産婦人科医の発言が取り上げられているように、比較的規模の小さい施設でも実行し得るということである。したがって、世の中に知られずにクローン人間が生まれる可能性がある。

「クローン」とは、もともとギリシャ語で「小枝」を意味していた。それが「挿し木」に転じて、遺伝子を「挿し木」することで、コピーをつくること「クローン」というようになった。現在、クローン技術を評価する文脈は三つある。それは、①テクノロジーの文脈、②リベラル派の文脈、③改善説の文脈だ。①は、テクノロジーの進化を評価する立場である。したがって、クローン技術も評価される。②はクローン技術の応用を、個々人の権利とする立場である。③はクローン技術により、人間が改善されることを望む立場である。

実際、クローン技術は多くの指導的な科学者や知識人に歓迎された。一九九七年には、クリック、ドーキンス、ウィルソンといった生物学者や、アイザリア・バーリン、W・V・クワイン、カート・ヴォネガットといった人道主義者など、国際ヒューマニズム・アカデミーの著名メンバーたちが、高等哺乳類や人間のクローニング研究を擁護する声明を発表し、世界に衝撃を与えた。

だが、クローン人間に関しては、ほとんど全ての国がこれを禁止すべきとしている。国連も専門委員会や作業部会を開き、禁止の立場をとっている。カスのように、クローン人間として生まれてくる子どもは、子ども自身の「人格」が尊重されず、つくる側の意向が押しつけられるから、「究極の児童虐待である」といっている学者もいる（前掲『生命操作は人を幸せにするのか』）。

日本では、科学技術会議生命倫理委員会における結論に基づいて、二〇〇〇年十一月、クローン人間の産生を禁止する「ヒトに関するクローン技術等の規制に関する法律」が成立した。私が所属する日本不妊学会でも、当時の理事長であった伊藤晴夫名で二〇〇一年三月、「クローン人間の産生に関する」日本不妊学会の見解を会告として発表している。これは、学会の倫理委員会および理事会でまとめたものである。このように、日本不妊学会は、前掲の法律に基づいて、「人間の尊厳」に関わるクローン人間の産生に関与しないことを宣言した。

同年の『サイエンス』誌に「ヒトのクローンを作るべきではない」という主張が掲載された。

だが、その理由は、「安全性に問題がある」というものであった。しかし、これだと「安全であれば許される」ということになり、ヒト・クローン開発への道を開きかねない。日本不妊学会では、さらに進んで「人間の尊厳」を禁止の理由としてあげた。具体的には、①通常の男女両性の有性生殖によっていない、②既存の個体と同一の遺伝子構成を有する個体を産出すること、としている。

クローン人間を禁止するコンセンサスは国際的に存在している。したがって、クローン人間に関してだけでも、全世界的に禁止すればよいと考えられる。だが、皮肉なことにというべきだろうか、禁止の足並みが揃わないのは、禁止に対して、より厳しい考えの国家が存在することによる。その国家とは、アメリカである。アメリカは、ヒトのクローンがどのような目的を持って作り出されようとも、また、核移植によるヒトのクローンのいかなる形をも世界的、包括的に禁止する制度を支持している。

アメリカは、治療目的であれ、実験目的であれ、クローンは、胚が造り出され破壊されることが常に前提となっていると強調している。そして、両者は世界的、包括的禁止制度の構成要素とならなければならない、という。それゆえ、アメリカは、再生的クローンのみに限定された禁止制度、つまり、条件付きの禁止には妥協する姿勢をみせていない。いかなる方法であれヒトの卵細胞をクローン技術のために利用することを、すべて明確に禁止しなければならない、とアメリカは主張している。

アメリカが積極的に推進する包括的・全面的禁止といって想起されるのは、CTBT＝Comprehensive Test Ban Treaty「包括的核実験禁止条約」であろう。つまり、核兵器開発につながる核実験を包括的に禁止する条約である。アメリカは地球温暖化に関する国際的な取り決めには後ろ向きだが、核拡散とクローン人間の研究に関しては、もっとも厳しい態度で臨んでいるといえるだろう。

アメリカはピルグリム・ファーザース入植以来の国家であり、プロテスタンティシズムの国といえるが、カトリック系の反対も強い。ヴァチカンやスペインも同様の方針を支持している。これらに共通するのは宗教的、倫理的な観点である。

実は、「9・11」のいわゆる「同時多発テロ」があらゆることを片隅に押しやってしまう前、米国では、この事件が起こった年の大部分を費やして、ヒト胚性幹細胞の研究を助成すべきかどうかについて、難しい倫理学的論争が起こっていた。賛成派は、この多様な能力をもつ細胞は、生命を救い病気を治す希望である、と考え、将来、脊髄損傷や若年性糖尿病やパーキンソン病などで、傷んだ組織のかわりとして使えるようになるだろう……と主張した。反対派は、幹細胞を得るためにヒト胚を使用して破壊することに異議を唱えた。

再生的クローンと治療的クローンを区別せよ、という立場がある。再生的クローンとは「リプロダクティブ・クローン」のことで、不妊対策としてクローン人間をつくることである。一方、治療的クローンとは「セラピューティク・クローン」のことで、これはヒトクローン胚からES細胞をつくって、拒否反応を起こさない移植用の臓器・組織をつくることである。

これは人間の生死を何を基準に判断するか、という点と絡んで、大きな議論を巻き起こしている。現在、死の基準は「脳死」とされている。ところが、生の基準のほうは定まっていない。移植される患者の拒否反応がすくない臓器・細胞をつくるために、患者の細胞核を核を取り除いた卵子に移植して培養する。そして、ヒトクローン胚をつくる。この胚からES細胞をつくる。この未受精卵の使用が、人間の道具化ではないのかという議論がある。しかし、人間の生命の始まりは脳の機能のはじまりとする立場からすれば、それは、受胎後五七日以降のことになる。したがって、これは人間の道具化に当たらないことになる。また、ゲッティンゲン大学法学部のローゼナウ助手は、「ヨーロッパ人権憲章」で明文化されているのは、再生的クローンの禁止だけであり、治療的クローンは禁止していないと指摘している。

私は、人間の生命は、脳の機能の開始よりももっと早く、着床の時点から始まると考えているが、その場合でも未受精卵の使用は道具化にはあたらないだろう。治療的クローンは、いろいろ問題があるにしても、「人間の尊厳」に反するとまではいえないのではないだろうか。

しかし、アメリカではこういうことが起こった。アメリカでは、バイオテクノロジーの企業によって、治療的クローンの研究が盛んに行われている。だが、治療的クローンも、ヒトクローン胚をつくる以上、クローン人間の誕生に道を開くものである。

新聞によれば、米国のカリフォルニア州のある企業が、「クローン猫」を作製して販売したという。クローン猫を依頼した女性は、テキサス州に在住している。一七年間飼っていた猫の「ニッキー」が死亡した。その猫の死を惜しんで、この女性は遺伝子バンクに預けていたニッキーのDNAから、同社でクローン猫をつくることを依頼した。同社では、クローン猫をつくり女性に配達、料金はなんと高級車並の五万ドルだったという。そして、その猫は「リトルニッキー」と名付けられて、元気に飼い主とともに暮らしているという。

依頼主の女性は、「ニッキーは猫には珍しく水が好きだった。リトルニッキーもお風呂に飛び込んできた」と性格がそっくりである点を強調した。つまり、遺伝性が強いということである。同社は「犬のコピーも二〇〇五年中に実現する」と発表しており、ペットを亡くし、悲しみにくれる人々の「市場」にクローン技術で本格的に乗り出す構えだ。

だが、テキサス州の大学では二〇〇一年にクローン猫誕生に成功しているが、体毛の模様が違っていた。遺伝子だけでなく子宮内での環境などにも左右されるためと見られ、専門家も「個性も含め、そっくりコピーするのは不可能」と指摘している。クローン動物に健康上の問題が起きやすいとの警告も出ている（『朝日新聞』二〇〇四年十二月二十四日）。

いずれにせよ、ペットの「コピー」ビジネスによりクローン動物が普及してくると、クローンに対するアレルギーが無くなり、人間に応用するときの抵抗感が薄れてくるのではないだろうか。以前、唯一の被爆国・日本では「核アレルギー」が強いといわれていた。しかし、原子力発電所などの「平和利用」施設の増設や、日本に繰り返し原子力潜水艦が入港することで、徐々に核アレルギーが薄れているようにみえる。クローンに関しても、さまざまに応用されることで、クローンそのものに対する警戒感が薄くなり、ついには人間への適応も許してしまう可能性が考えられる。

ヒトクローン胚研究

二〇〇四年二月、韓国の研究者がヒトの体細胞の核を卵子に移植してつくったクローン胚から、様々な組織になりうる胚性幹細胞＝ＥＳ細胞をつくることに成功したニュースが世界中を駆けめぐった。成功したのは、ソウル大の黄禹錫《ファン・ソウク》教授が率いるチームで、米科学誌『サイエンス』電子版に十二日発表された。病気や事故で失った自分の体の一部を自分の細胞で治せるという夢が広がったとして、黄教授は一躍韓国の英雄となった。

ところが、翌年の暮れも押し詰まった十二月に、この論文がねつ造であったことが一斉に報じられた。すでに、ＥＳ細胞をめぐる疑惑があり、黄教授は疲労で入院していた。そこに、『サイエンス』に発表した論文の共同執筆者の盧聖一《ノ・ソンイル》氏が、入院中の黄教授を見舞ったところ、黄教授は実は「『ＥＳ細胞は今は一つもない』と話した」という。盧氏はＫＢＳテレビの取材に対し、「黄教授が作ったと主張した十一個のＥＳ細胞のうち、九個は確実に偽物。残り二つの真偽は現時点では確認されていない」と答えた。ソウル大学医学部の副学部長は「今日は韓国科学界にとって『国辱の日』と宣言してもいい」と話したという（朝日新聞社 asahi.com 二〇〇五年十二月十六日）。英雄は一夜にして地に墜ちてしまったのである。

一般に「ＥＳ細胞」といわれているのは、胚性幹細胞（Embryonic stem cell）のことである。この細胞は、動物の発生初期段階で胚盤胞の一部に属している内部細胞塊より作られ、幹細胞株のことを指す。生体外においても、組織に分化する全能性を保つ。全能性とは心臓などさまざまな臓器に分化していくことである。しかも、無限に増殖させることが可能である。特に、再生医療へ応用できるとして脚光を浴びている。再生医学とは例えば事故などで足や手を切断した場合、それをＥＳ細胞によって再生させることである。臓器移植では拒否反応が問題だが、自己の細胞を用いて再生させれば拒絶反応はほとんど起こらないからである。

二〇〇一年八月、ブッシュ大統領は、国民に向けて、初めての重要なテレビ演説をし、自らの方針を明らかにした。そのなかで、大統領は、たとえ研究のためとはいえ、初期の生命を破壊してはならないという道徳的原則を再認識すべきだと説いた。しかし、その一方で、これらの細胞が秘めている治療上の有益性も追求すべきだとして、既存の胚性幹細胞株を用いる研究に限って国家が助成金を支払う、とも述べた。

一見、国家の助成金によって研究の方向をコントロールしているようにみえる。しかし、これは単に大統領自身の倫理観のアピールに過ぎない。なぜなら、ヒトクローン胚研究は、国家の助成を受けない企業によって盛んに行われているからである。他の先進国と同様、アメリカにおいても、研究の遅れを危惧する研究者、あるいは、営利企業の力は強大である（『日本経済新聞』二〇〇四年十二年二十六日）。産業と学問・研究機関の結びつきを「産学複合体」という。国家の助成がなくとも、企業がカネをだし研究開発を行う国家と関係ない「産学複合体」によって、ヒトクローン胚研究は進められるのである。

また、こうした規制は、アメリカ合州国《ユナイド・ステイツ》の特質をあらわにする。米国において州は一つの「国家《ステイト》」であり、日本の県と違って大きさも遥かに広く、独立性も高い。ブッシュ政権がヒト胚性幹細胞（ES細胞）の研究を規制する一方、州《ステイト》レベルでは研究推進の動きが広がり始めた。カリフォルニア州は、世界的な研究拠点を目指して今後十年で三〇億ドル（約三二〇〇億円）もの予算を投入した。これは、ES細胞研究支援としては世界最大級であるという。その他、ウィスコンシン州なども独自の研究予算を検討中だという。アーカンソー、バージニアなど八州は同研究を禁止または厳しく制限しているが、中央政府が規制しても州レベルで推進するという余地が残されているわけである。つまり、中央政府と大統領が厳しく規制しているにもかかわらず、ＥＳ細胞研究で国際的に出遅れた米国が、州主導で世界の最先端に踊り出るという奇妙な事態が起こり得るわけだ。しかも、ここで注目すべきことは「カリフォルニア幹細胞研究治療法」が成立したのは、州民投票によるということである。このことから、他国に先を越され経済的に支配されてしまうことに、市民のレベルでも脅威を感じていることが窺える。

米国の企業は、豊富な資金力と将来の莫大な収益を見込んで、連邦政府の助成などに頼らずに研究を進めている。ＥＳ細胞のみならず、何か他の倫理的に問題な研究があったとしても、どこかの一国が始めれば、国益や企業利益の面から、これを傍観できなくなってしまうような可能性があるのではないか。

クローン胚を子宮にもどせば、クローン人間ができる。国際社会はクローン人間作り禁止では一致しているものの、医療目的のヒトクローン胚研究については賛否が割れている。本人のクローンからつくった臓器・組織は、拒絶反応がゼロか、極めて少ない。クローン胚研究は、臓器移植の面から注目されている。

だが、国連総会では二〇〇五年三月、医療目的の研究も含めて人間のクローンを全面禁止する宣言が賛成多数で採択された。人間の尊厳に反する技術として認められないとする米国やイタリア、ドイツなどが積極的に賛成している。しかし、法的な拘束力は無く、「可能性のある技術に道を閉ざすべきではない」と宣言に反対した国々もある。それは、日本や英国、韓国などで、今後も研究を進める方向だ（『朝日新聞』二〇〇五年九月十日）。日本では、現在、クローン技術規制法に基づく指針でヒトクローン胚研究を禁止しているが、総合科学技術会議の調査会が昨年七月に「条件付で容認」とする報告をまとめた。

米国の新聞では（USA TODAY Friday, August 12, 2005）、生殖としてのクローン人間は禁止すべきだが、クローン胚の研究は許されるべきと報じている。これは韓国で犬のクローンに成功したことを受けて書かれた。ブッシュ大統領、および保守的な共和党の立法者たちの、全面禁止という主張とは対立するものである。

確かに、ヒトのクローン作製は医学的にも危険が多いし、また倫理的にも問題がある。例えば、人のクローンを作る権利をいったい誰が持っているのか、また、何の目的でそれを行うのか……。米国では、こうした意見に対し、推進派から、「ヒトクローン胚の研究は、科学的な知識が得られる」「病気の治療法を研究することが出来る」、あるいは、「このクローンの子犬が科学のドアーを引っ掻いているときに、アメリカは許されることと許されないことの間にはっきりしたフェンスを立てるべきだ」というようなことがいわれている。クローンの子犬とは、韓国でのクローン犬の成功を指しており、他国からの追い上げを意識したものである。なお、その後、韓国でのヒトクローン胚研究の成功は、虚偽であることが判明している。

日本では、ヒトクローンについて、再生的クローンの製造を刑罰で禁じてきた。そして、それ以外のもの、すなわち、治療的クローンについては、ガイドラインに委ねている。龍谷大学教授・村井敏邦は、これはある面で賢明な解決方法だと思うと述べている。京都産業大学教授・高嶌英弘は、ヒト胚を用いた研究の早急な解禁の背後に、ES細胞の有する潜在的産業価値があることは、誰でもが認めるところであろうと述べている。

二〇〇四年、総合科学技術会議生命倫理専門委員会では、ヒトクローン胚作成が容認された。新聞報道によれば、この容認は「突然」のことで、同委員会の会長から、会議の途中、ヒトクローン胚の作製・利用に関する暫定案が示された。その内容を要約すると、

①ヒトクローン胚の作製・利用は再生医療に役立つ。その一方、我が国の社会、人類全体に大きな影響をあたえる。

②生命倫理観や科学的知見のもとで慎重に進めなければならない。

③クローン人間の防止などヒトクローン胚の管理に万全を期すとともに、再生医療へむけての研究が必要である。

④したがって、ヒトクローン胚の作製・利用は限定的な研究機関において実施される。

というものであった。

①〜③は当然である。問題は④で、限定的にヒトクローン胚の作製を容認している。会議は賛否にわかれて議論が行われた。そして、「ヒトがヒトを手段化するのに歯止めがきかなくなる。危険な一石だ」という反対意見を押し切り、採決されたという（『朝日新聞』二〇〇四年六月二十四日）。

一方、米ハーバード大のチームは、成人の皮膚細胞を、どんな細胞にも成長できる胚生幹細胞（ES細胞）と融合させ、ES細胞と同様の万能性を持つ細胞をつくるのに成功したと発表した（『朝日新聞』二〇〇五年八月二十三日）。この方法を使えば、新たに受精卵を壊さなくても、拒絶反応を起こさないような臓器や組織を再生し、患者に移植できるようになる可能性がある。ES細胞と融合させて万能性を持たせる手法は、京都大がすでに四年前にマウスで成功して先鞭をつけていたが、ヒトの研究では米国が先んじたことになる。

患者に適合したES細胞を得るには、患者の皮膚など体細胞を、核を除去した卵子に入れてクローン胚をつくる必要があり、これが倫理的に大きなジレンマだった。しかし、万能性をもつES細胞の開発により、その倫理面が越えられたことになる。

以上、生殖医療の問題点をみてきたわけだが、ここで、私の立場を簡単に述べておきたい。例えば、クローンに対して強い危機感を抱いているカスは、「羊、牛、マウス、豚、山羊、猫のクローンニングの成功によって、今、私たちが、クローン人間作りを歓迎、あるいは黙認すべきなのかという重大な決断を迫られていることは火を見るより明らかだ」と述べている。私もカスほどではないにせよ、生殖補助医療について、むしろ否定的にみていた。それは、「何となく自然に反するのではないか」と感じていたからである。

しかし、私は医学者であり、また、臨床医として医療の現場に携わってきた。医学も科学であり、医療技術も日々進歩している。その科学者の立場からすれば、生殖医療のみ、技術の革新を否定するのは難しい。ただし、新しい知識・技術を医療に応用する際には、常にその倫理面について考えていなければならない。そして、この点は、新たな生命を創り得る生殖医療では特に重要であろう。

それから、「ヒトが人工的にヒトをつくる」という点でみると、クローン人間とデザイナー・ベイビーの間には画然とした切れ目がないということが問題である。たとえば、現在、地上にはクローン人間は一人も存在しない。しかし、クローン人間が容認され、誕生したとして、クローン技術で生まれてきた人間の心理はどのようなものだろうか。現在のわれわれからすると、クローン人間とデザイナー・ベイビーの差は大きい。だが、クローン人間からみれば、デザイナー・ベビーとの距離は近い。したがって、クローン人間の誕生は避けるべきだと考えている。

私たちは人間らしい人間の生殖をとどめておけるのか、赤ん坊は授かるのではなくオーダーメイドで手にいれるものになるのか、『すばらしい新世界』に描かれた、「人間をデザインする世界」に通じる道を歩むことを基本的によしとするのか……。私自身は、滑りやすい坂を転げ落ちる前に、踏みとどまる対策を立てるべきだと考えている。

自然界では、生と死は、ワンセットである。そして、道具を使って、医療行為をするのは人間だけである。これまでの医療は、伝染病治療、延命治療、癌の遺伝子治療、臓器移植、人工透析、アンチ・エイジングなど「死」を避けるためにその力点がおかれてきたといえるだろう。それは、ほとんど無制限に行われてきた。

しかし、新しい命＝「生」の医療については問題視され、制限がつきまとっている。この発展は、「死」を避ける医療と比べると、著しくアンバランスであろう。実は、人類が医療行為を始めたときから、今日の問題、「生」に関わる生殖医療の問題が訪れるのは、必然的なことであったのかもしれない。ただし、「生」の医療においては、患者（クライエント？）の望み（幸福追求権）VS公共の福祉という当事者間の構図以外に、生まれてくる子どもがいるという点で全く異なっている。生まれてくるこどもの意志を確認することは誰にもできない……。したがって、クローン人間を認めることは出来ないと考える。また、寿命の延長も食事などの工夫によるものは当然勧められるべきだが、遺伝子改変による生命の延長は認めるべきではない。

第三章　私が考える「いのち」の原則

生命倫理の四原則

日本における生命倫理学（バイオエシックス）という学問は、かなりの部分がアメリカからの「輸入」によってはじまった新しい学問である。米国では三〇年以上の研究蓄積があるとされている。ここで、米国において示された生命倫理の四原則を改めて確認すると、次のようになる。

①自律・自律尊重（autonomy, respect for autonomy）
②善行・仁恵（・恩恵）（beneficence）
③無危害性（non-maleficence）
④公正・正義（justice）

一見してわかるように、これらはそのまま社会の道徳的原則としても通用する。米国においては、生命倫理は応用倫理として医学領域における問題に限らず、社会における問題として捉えられている。

この四原則がどのようなものか、それぞれを、いま少し具体的にみていこう。

まず、①「自律・自律尊重」について。

日本医科大学助教授の長島隆によれば、この「自律尊重」とは、医療者（医師たち）は個人（患者）の自己決定権を尊重し、判断能力に制限のある人を保護しなければならないとする原則である。一見、医療者（医師）の側に厳しいようにみえるが、患者の側にしてみれば、患者が「自律的」であること、自己決定できることが前提とされる。つまり、判断できる独立した主体＝自律的な個人であることが要求されることになる。

生殖医療においては、「患者」（「クライアント」）が、施術を望む。不妊は生命を危うくする病気ではないこと、さらには正常児、ないしは、より優秀な子どもが欲しいという場合、動機に関しては、充分に自律的な判断が行われているわけである。米国では、権利としての生殖補助技術の利用にあまり歯止めをかけることはせず、生殖補助技術を国家的に推進する体制を取ることもしなかったが、それはこの原則に由来している。つまり、国家が判断に介入せず、諸個人にゆだねているわけである。

②「善行・仁恵（恩恵）」について。

これは、「医師が「患者」個人およびその家族の福祉を優先させる義務があるという原則」を意味している。トム・ビーチャム＊らによれば、これは本来、医学の危害を防止・除去し、健康

＊ジョージ・タウン大学哲学教授。ケネディ倫理研究所主任。著書に『生命医学倫理など』。

を増進するための義務であるとされている。

「患者の幸福」とは、医学の正当性の根拠を示す原則であり、ヒポクラテスの「助けよ、さもなくば少なくとも危害を与えるな」という基本的な考え方に源泉をおくものであるという。これは患者（クライアント）、あるいは、子どもの幸福という点で生殖医療の倫理と一致するであろう。ただし、これが長い目で、あるいは、人類規模でみた場合にも間違いないのかは微妙である。それは、個別の幸福と全体の幸福は折り合わない場合があるからである。

また、「恩恵」という言葉であるが、一言でいえばこれは利他主義ということになるだろう。たとえば、臓器移植では、ドナーは自分の利益にならないが臓器提供する。その根拠として、「恩恵」ということが主張されてきた。生殖医療において、たとえば、精子提供が商業主義でなく行われる場合には、この原則から説明可能だろう。

③「無危害性」について

これは文字通り、安全性を優先するということである。

④「公正・正義」について。

これは、「人々を公正」に扱うことである。ここでは、「医療資源の分配の正義」が最も重要となる。簡単にいってしまえば、貧困者でも金満者でも平等に医を受ける権利があるということになるだろう。これは、ヨーロッパや日本の特徴であった。

しかし、近年、日本もアメリカ式の自由診療へと舵をきり始めているようにみえる。そうなれば、生殖医療にも影響を及ぼすことになるだろう。今後、医療技術は、ますます高度になり、それにともない医療費用も急騰していくことが予想される。

現在、「一億総中流」意識が破綻し、「勝ち組・負け組」、あるいは、上流と下流に二極化していることが指摘されている。アメリカのクローン猫は五万ドル＝五〇〇万円以上したが、金持ちであれば、そうした技術を望むことが可能である。ようするに、金持ちが高級外車に乗ることに、憧れはあっても非難はでていない。とすれば、必ずしも病気とは限らない高価な生殖医療を、金持ちだけが利用することが考えられる。

だが、「公平」性からいえば、そこには問題がある。また、生殖医療においては、医療を施す側と医療を受ける当事者以外に、医療の結果、生まれてくる子どもがいることが他の医療行為と異なっている。子どもの平等性は最も考慮すべき点であろう。

以上が米国の「生命倫理の四原則」であるが、長島隆は、この四原則は、今日の生命倫理の到達点を示しているとともに、その議論の混乱をも示しているという。つまり、この四原則は完璧なものではなく、矛盾があり、次の段階へと展開しなければならないという。さらに長島は、『「生命倫理の問題群』に関心を持つ者の共通の課題である」と述べているが、生殖医療は社会全体に影響を及ぼす大きな問題である。したがって、その倫理についても、専門家のみならず、市民全体の問題として考えていくべきだろう。

日本では、これまで生殖医療で新しく生まれる「いのち」の倫理について、議論されることが少なかった。何が原因なのかはよくわからないが、もしかすると、日本人の伝統・国民意識と関係するのかもしれない。

日本人の古層と「いのち」の倫理

丸山眞男によれば、さまざまな民族神話は、宇宙生成論を含んでおり、われわれが住む世界がどのように成り立ったのかについての物語があるという。そして、この世界の成り立ちを説明する物語は三つの型に大別されるという。すなわち、「つくる」型・「うむ」型・「なる」型である。

たとえば、この世界を「つくる」という神話は、「誰が」つくるのか、つくったのかという主語を必要とする。キリスト教文化圏の場合、それは創造主＝「神」である。「神」が世界をつくった。同じように、この世界を「うむ」という神話も、「誰が」うむのか、うんだのかという主語が問われる。しかし、この世界が「なる」＝成るという場合、世界は自ずからなるのであって、主語を必要としない。

日本神話の場合、この「なる」によるコスモロジーが非常に強い、という。国生み神話も、「うむ」と読むよりは、「生《な》る」で訓《くん》ぜられ、「なりなりて、なり余れる処」というように、自然が生々流転して世界ができあがるというイメージである。そして、丸山はこの「なる」というコスモロジーが通奏低音のように、古代から現代まで日本人の深層意識のなかに存在すると指摘している（丸山眞男『歴史意識の「古層」』）。

欧米語では、主語が明瞭で、特に、「私」「私たち」という一人称、一人称複数をぼやかさない。一方、日本語では主語が省略される傾向にある。特に、会話では一人称を省略するのがほとんどである。つまり、主語が問われない傾向にある。こうした違いは「つくる」と「なる」というコスモロジーの違いと対応関係にあるだろう。

私は「つくる」と「なる」のどちらが優れているかを問うているのではない。それは文化の違いであり、それぞれ優れた面をもっている。ただし、「いのち」の場合、すでに述べてきたようにいま問われているのは、「人工的《アーティフィシャル》につくる」ことの可否である。

キリスト教の立場では、「いのち」を「つくる」のは「神」である。しかし、生殖医療によって、人間が「つくる」ことができるようになる。それは人間が「つくる」主体＝「神」になることを意味する。したがって、キリスト教文化圏では、生殖医療に敏感に反応し、激しい論戦が繰り広げられているのである。

一方、「なる」文化圏の日本では、「いのち」を「つくる」ことの可否を問う意識が希薄である。つまり、「いのち」の倫理に関する限り、「いのち」が自ずから「なる」という潜在的な意識が存在するならば、それが原則が立ちにくくしている要因のように思われる。

また、原理・原則を論じることなしに、個々の問題に対処してきたきらいがある。原理・原則を確立するというと、フレキシビリティを欠き、何か固定してしまうような感じがするかもしれない。しかし、野球に喩《たと》えるならば、イチロー選手のような、どんなコース、球種にも対応できる柔軟なバッティングは、バッティング・フォームがキッチリと確立しているからこそできるのであって、いきあたりばったりの打撃では、高打率は期待できない。同様に、原理・原則がないほうがフリーハンドに対応でき、柔軟なようにみえて、実際には、その都度、新しい問題に対応しなければならず、矛盾をきたし、最終的には行きづまってしまうことが多い。

もちろん、キリスト教文化との違い、あるいは、「いのち」の原則が立ちにくい文化的な弱点を意識することで、逆に、必ずしもキリスト教的な「神」を背景としない、より普遍的な日本発の「いのち」の倫理を世界に発信することも可能である。

すでに述べたように、日本では、生殖医療に関する規制は、主に日本産科婦人科学会などの会告を通して行われてきた。しかし、会告に従わないことを公言する医師も現れ、商業主義の浸透を思わせる動きもみられるようになり、厚生労働省は専門委員会を立ち上げ検討してきた。この専門委員会が示した六つの基本的考え方は、次のようなものである。

①生まれてくる子の福祉を優先する。
②人を専ら生殖の手段として扱ってはならない。
③安全性に十分配慮する。
④優生思想を排除する。
⑤商業主義を排除する。
⑥人間の尊厳を守る。

興味深いのは、キリスト教の影響の強い米国の生命倫理の四原則には、「人間の尊厳を守る」という一項がないのに、キリスト教の影響が弱い日本の専門委員会が示した基本的考え方に「人間の尊厳を守る」(⑥)という項があることである。前に述べたように、「人間に尊厳」があるとする考え方は、人が神の似姿として作られたという、キリスト教的な発想によるものである。

なお、この報告書はいわゆる「審議会方式」により行われた。実際には、林真理が述べているように、審議会が、というより審議会に人を集めて報告書(答申)を仕上げ、それをもとにした法案を作るという厚生省・科学技術省の法案作成システムが、中心的な機能を果たして意思決定がなされたということができる（前掲『操作される生命』）。すなわち、産・学セクターの後ろ盾を得ながら官庁主導で進んでゆくこのシステムは良く機能するが、種々な問題点もあると思われる。例えば、審議会メンバーは学会などに依頼するわけではなく選出基準は不明であり、パブリックコメントの公平な取り扱いも担保されていない。今後は、官僚が中心となって意見を集約してゆく遣り方からの脱皮が求められよう。

私が考える原則

私は、二〇〇〇年から二〇〇四年までの四年間、日本不妊学会の理事長を務めていた。私が理事長に就任した当時、「生殖医療倫理」はほとんど手つかずの状態にあったといえるだろう。（これでは、いけない）と考えて、私なりに勉強してみた。

私も、まがりなりに医学部の教授として教壇に立ち、また、臨床医、さらに千葉大学医学部附属病院の病院長も務め医療に従事してきたわけであるが、生殖医療は遺伝子操作を含めて、未知の領域に入ってきている。生殖医療技術に関しても、その技術が進む方向はある程度予測できても、その技術が進化した結果が、社会全体にどのような影響を及ぼすのかは予測がつきにくい……。

こうしたなかで、私の勉強も、なにから手をつけてよいのか、手探りの状況から出発した。インターネットや文献を渉猟したが、そこで参考になったのは、やはり、生命倫理「先進国」の米国の文献であった。前に、日本の生命倫理は「輸入」的性格があると述べたが、生命倫理「後進国」としては、やむを得ないだろう。

しかし、米国の文献を読み進めるなかで、「米国の生命倫理四原則は、確かに素晴らしい。しかし、それをそのまま生殖倫理にあてはめることには無理があるのではないか」と考えるようになった。そこで、私が考えた原則は、次の六つである。

①利己と利他との往復運動。
②子どもの視点の重視。
③優性思想を排除する。
④商業主義を排除する。
⑤性感染症に真剣に取り組む。
⑥「人間圏」における「選択」。

いうまでもなく、私は「神」ではないので、「いのち」に関する、これらの原則が「正しい」というわけではまったくない。私なりに、「こうしたほうが望ましいのではないか」と考えたことに過ぎない。そのようなまとまらない考えをあえて示したのは、こうしている間にも、生殖医療は進化しつづけているからである。そこでともかくたたき台として、私の考えを示した。

この原則はそれぞれ相互に関連するが、大別すると①と②が倫理的な原則。③〜⑤が実際面というか、技術的な原則。⑥はわれわれ生殖医療に携わる者を越えて、読者、あるいは日本人、さらには人類全体が考えるべき原則である。

以下、右の六原則がどのようなものなのか、具体的に説明していこう。

利己と利他との往復運動

これは、一言でいえば、共感能力である。たとえば、リチャード・ヘアが「他者からして欲しいと望む（つまり、われわれは彼らの選好を持って彼らの状況に置かれたとき）と同じように彼らに対して行い、また隣人を自分自身と同じように（自分以上にではなく）愛すべきだ」（『道徳的に考えること　レベル・方法・要点』）と述べているように、自分と他者という境界を越えて行う精神の往復運動である。

生命医療の「先進国」は、キリスト教文化圏であり、それらの国々は「人権」意識も高い。それは、医療における根本的な倫理原則はキリスト教という視点から述べられたことが多かった。それは、現代が近代の延長上にあり、近代社会は西欧において生まれたということが一因をなしている。マックス・ウェバーの『プロテスタンティシズムの倫理と資本主義の精神』で明らかにされているように、キリスト教、殊にプロテスタントによって、個人主義と資本主義の精神、つまり、「近代人」のモラル・ボーンが形成された。

現在、個人主義者の資本家といえば、金儲け主義のガリガリ亡者が想定されるかもしれないが、「近代人」が歴史に誕生したばかりのときはまったく違った。中世においては、利己的な営利は「悪」とされ、必要悪として認められたに過ぎない。しかし、カルヴァンの「あらゆる被創造物にたいする神の絶対的超越性」という主張によって、もろもろの個人はみな自分自身、独立して歩かねばならぬようになった。

その結果、勤勉にストイックに「不断の職務労働」をすることのみが、魂の救済を導くと考えられた。そして、結果として「富」が蓄積されることになる。つまり、我を忘れて働き、社会のため、他者のために尽くすこと、徹底した利他主義によって、逆説的に利己心の強い個人が誕生するのである。アメリカの資本主義が敬虔なピューリタンによって興ったのは偶然ではない。こうしたキリスト教社会では、さまざまな問題につきあたったとき、聖典＝聖書に立ち返って吟味する者がすくなくない。

しかし、現在、西洋の伝統的（キリスト教的）倫理が崩壊しようとしていることも事実である。また、「国民国家《ネーション・ステイツ》」システムは西欧に独自のもので限界がある。それぞれの民族・宗教に独自の原則が必要だという批判もある。

では、このような状況のもとで、キリスト教的世界観の下に組み立てられてきた倫理はもはや、参考に出来ないのだろうか。

米国のカリフォルニア州の外科医師であり、また、生命倫理委員会の委員でもあるシェンマーによれば、キリスト教徒の基本的見地は次の二つであるという。第一は「心を尽くし、精神を尽くし、思いを尽くして、あなたの神である主を愛しなさい」ということ。第二は「隣人を自分のように愛しなさい」ということである（恩田威一訳『医療倫理の拠り所』日本看護協会出版、二〇〇一年）。

通常、第一の見地は抽象的であるので、わかりやすい第二の見地が、いわゆる「道徳の黄金律」といわれている。しかし、第一の見地も、そう難しく考える必要はないだろう。ここで問題となるのが「神」である。この「神」は、キリスト教の「神」であり、キリスト教者ではない日本人にはわかりにくい、あるいは、頭でわかっても実感しにくいということになるだろう。だが、私はこの「神」を「絶対者」として自己の相対化の契機と考えればいいのではないかと思っている。つまり、ここで大切なことは、「神」の前での自己の相対化である。わかりやすくいえば、自分のちっぽけさに気づくということだろう。

キリスト教の「神」が存在しない日本でも、たとえば、空気が澄んだ高原で一人、夜空を眺めれば、無数の星々の前で自分がなんとちっぽけで、何億年という星の寿命からすれば、自分の寿命なんて瞬きのような短いものだということを感じるのではないか。あるいは、壮大な山を眺めているうちに、次第に逆に山から見られているような気分になったことはないだろうか。ともかく自分より大きなものや永遠の「美」を湛えた芸術作品など、自分より以上の存在に出逢い、自己を相対化することはできる。

あまり、自分の存在を小さく感じて、虚無主義になるのも困るが、現代社会は、お金によって「私」の欲望を肥大させるようにできている。「カネがあればなんでも買える」と豪語していたIT企業家がいたが、資本主義社会では、知らず知らずのうちに「私」の欲望が肥大化するようにできている。つまり、他人のことを考えず、利己主義のみが巨大化する傾向にある。そうしたなかで、自分より大きな存在の前で、「自分はさまざまな力によって生かされている」と感じることは必要だろう。「近代」において、労働とは本来、金儲けではなく、社会に貢献し、他者に尽くすことであり、「富」は結果として付随してくるものであった。そして、その近代社会の構成は、道徳面からいえば、利他心と利己心の往復運動ということができるだろう。

例えば、近代資本主義経済の祖として誰しも指を屈するのはアダム・スミスであろう。スミスは、野心・欲望を肯定する。それは利己心である。しかし、一方で、利他心ともいうべき感情を重視する。その感情とは、「シンパシー」である。シンパシーは普通、同情というふうに訳されているけれども、この場合は、共感能力とでもいうべきもので、他人について理解する能力である。

スミスは、共感能力とは他人の立場、置かれた境遇に自己をおいて理解する能力である、という。それが人間の本性だというのだ。この能力は万民に備わっているが、「玉磨かざれば光なし」のごとく鍛えなければ発揮されない。そこで、そのシンパシーが発揮される社会として、資本主義社会を考えたわけである。

現代社会はこの近代社会の原理の延長上に築かれている。ルソーの場合、このシンパシーにあたるのが、ピティエという他人を憐れむ「自然人」の感情である。この感情も、万人に備わっている。

では、こうした考え方は西洋だけに独自なものかというとそうではない。

東洋にも同じような考え方は存在する。例えば、孔子の「人からされたくないことは、自分からも人にしないことだ」という格言がある。これはキリスト誕生の五百年程も前に、生涯守るべき信条とするに足る言葉として述べられたものである。

ピティエにあたる言葉は孟子にみられる。孟子曰く「人皆人に忍びざるの心有りというゆえんは、いま人たちまち孺子《じゅし》のまさに井にはいらんとするとみれば、皆、怵惕《じゅってき》惻隠の心あり」という。「孺子」とは小さい子ども、「井」とは井戸、「怵惕《じゅってき》」とはハッとすることである。意味は、人は誰でも小さい子どもが井戸に墜ちようとするのをみれば、ハッとして驚く「惻隠《そくいん》の心」が起こり助けようとするに違いないということである。この惻隠の心が、哀れみの感情である。

さらに孟子は、その心が生じるのは、「誉れを郷党朋友に求めるゆえんにあらざるなり。その声をにくみてしかするにあらざるなり」という。つまり、名誉や近所や友人の評判を気にするからではない。幼い子どもを命の危険から守ろうとするのは、まさに我を忘れて行う自然の感情である。

しかし、現在、登下校の子どもが襲われるという時代となった。子どもが危険な目に遭っても、我関せずで平気という大人も稀にいるかもしれない。そういう大人には、孟子の次の言葉が用意されている。曰く、「惻隠の心無きは、人にあらざるなり」。つまり、哀れな目、つらい目に遭っている人をみて、何も感じないのは人間ではないということである。

西洋にシンパシー、ピティエあり、また、東洋に惻隠の心あり。つまり、この人間本来の感情、他人を思う気持ちは、宗教を越え、時代が変わっても通用する普遍性をもつ真実ということになるであろう。したがって、今まで西洋で積み重ねられてきた倫理に関する考えは今後とも充分参考になるはずである。古典は常に新しい。古典的《クラシック》な考え方を再考し、現代に再生させる試みが必要である。

子供の視点の重視

生殖医療に特殊なことは、その医療技術を受けるのは親であっても、その最終的な結果は子どもが負うという点にある。したがって、子どもの福祉、あるいは、人権を優先するということは当然である。しかし、この「優先」とは具体的に何を指すのか。私は、夫婦、あるいは、カップルの福祉より優先するべきだと考えている。そして、さらに精子、卵子、胚の提供者の福祉に優先することも当然であろう。そして、子がその出自を知る権利は、全面的に認めるべきと考える。

かつて、人工授精（ＡＩＤ）をどのレベルのカップルまで認めるかということが議論になった。それは、具体的にいえば、「非配偶者間人工受精を法律上の夫婦に限定する必要があるか」という問題である。

一九八四年の英国のウォーノック報告では、人工授精を法律上の夫婦に限定している。その理由は「生まれてくる子の福祉の観点から」となっている。「代理出産を行うこと自体は非合法なことではない。商業ベースで取り扱いをしている代理業者を含めて、代理出産を手配するなどのグループも、現在ある刑法には抵触しないが、双方の合意の条件が、養子に関して報酬が支払われることを禁止している、養子提供に関する法律を犯していない限りのことである」と規定している。また、勧告として「提供者と卵・胎児・余剰胚との関係は、彼女の承諾なしには使用できないという関係にある」こと、凍結卵子は「受精後一四日を超えて培養されてはならない」ことなど重要な勧告がなされている。ここにはイギリスの伝統的な家族観が背景にあると思われる。

一九九三年のカナダのベアード報告では人工授精を「法律上の夫婦という制限なし」としている。ベアード報告がなされるまでの八年間で、「いのち」の倫理観が変化した。生殖技術の浸透、特に、人工授精技術の普及は大きい。また、レズビアン、ホモセクシュアルなどに対する法的・社会的な差別も批判されるようになった。そうした差別が「人権に反する」以上、人工授精も法律上の夫婦に限定することは問題があるということになる。

しかし、現状を考えると、あらゆるカップルに人工授精を認めるのは難しいのではないか。もちろん、男女、あるいは、同性同士が愛し合うのは個人の自由である。だが、結婚（戸籍登録）は、恋愛ではなく「家」の創出という側面があり、恋愛の社会制度化である。レズビアン、ホモセクシュアルのカップルが結婚するのは本人の意志であるが、生まれてくる子どもが、どのように社会的に認知されるのか。あるいは、両親が男同士、または、女同士ということが子どもの心理にどのように影響を与えるのか、不透明なのである。

実際のところ、生殖医療技術の進展は、男女が結婚して、女性が子どもを産むという常識を覆すものである。それを象徴的に描いた映画も登場した。アーノルド・シュワルツェネッガーを主人公とする『ジュニア』（一九九四年）である。シュワルツネッガーは、遺伝子を子宮に移し、流産を防止する研究に没頭しているが、ひょんなことでその実験が中止になる。しかし、彼は自分の体を実験台にして妊娠に成功してしまう……。

シュワルツェネッガーは、全米のボディビル・コンテスト優勝者でもあり、誰もが知る筋骨隆々の俳優で、米国の「力」、あるいはエネルギーを代表する。『ジュニア』はその最も「男性的」な俳優という点を逆手にとって、シュワルツェネッガーが妊娠するという設定で、「子どもは女性が生み、育てるもの」という常識に挑戦したものといえるだろう。これは一種のパロディといえるが、生殖医療について積極的に発言している、イギリスのリーズ大学教授のロジャー・ゴスデンは、生殖医療技術による男性の妊娠は理論的には可能だという。

ゴスデンによれば、この映画は、女性の子宮外妊娠に着想を得たものだという。人間は他の「種」と比べると、子宮外妊娠が多い。子宮ではなく腹腔に受精卵が着床し、そのまま成長して生まれるケースもごく稀だが存在する。これは受精卵の生命力の強さを示すものであろう。受精卵の表面を覆うトロフォブラストという細胞は、胎盤をつくる細胞であり、人間のあらゆる組織に入り込み広がる力をもつのである。したがって、受精卵を男性の腹部に注入すれば妊娠させることが可能だという。

しかし、ゴスデンは子宮外妊娠で子どもに障害がおきる確率は五〇パーセントと極めて高く、子宮を移植しない限り安全な出産は期待できない。したがって、無理に男性を妊娠させることはやめるべきだという（堤理華訳『デザイナー・ベビー』原書房、二〇〇二年）。

いずれにせよ、生まれてくる子どもの福祉・権利は重要である。私は将来的には、ベアード報告の方向、すなわち、「法律上の夫婦という制限なし」の方向で良いと思う。しかし、日本の現状を考慮すれば当面は「事実婚」までは認めるのが妥当であろう。

以上の①と②が私が考えた倫理的原則である。次に、③〜⑤の技術的な原則をみていこう。

優生思想を排除する

生殖医療において、優性思想とは、簡単にいってしまえば優れたものを残そうとする考え方である。この優性思想に関して、米国で起きたある事件から考えたい。

一九八〇年、レーガン政権が発足する。その二年後、「ベビー・ドウ」事件というのが起こった（以下、ピーター・シンガー『生と死の倫理』昭和堂、一九九八年参照）。

一九八二年、インディアナ州で誕生した子ども《ベビー》がいた。それはダウン症であるが、知的障害は軽度から中度で一人で生活が可能な程度であった。その子どもは、「ドウ」と名づけられた。しかし、ベビー・ドウは、食道が正常ではなく、困難な手術を必要とする身体的障害をもっていた。

ベビー・ドウが生まれた病院では医師団の意見がわかれた。ひとつは、ベビー・ドウを手術可能な大病院へ移送すること。もうひとつは、痛みを止める薬だけを投与し、一～二週間後の餓死を待つというものであった。医師団は、この二つの意見《オールタナティブス》をもって、両親と面会。両親はすでに子ども二人がおり、教師としてダウン症の子どもを教えた経験などから、後者の意見、つまり、餓死の方を「選択」した。

病院側は、裁判所にこの「選択」が法的に問題がないか判決を求めた。その結果、判事から「未成年者の両親は、自分たちの子どもにたいして医学的に勧告された行動を選択する法的権利をもつ」と、その「選択」を認めた。一方、検察局は最高裁判所に上告したが、上訴は棄却された。こうした過程のなかで、ベビー・ドウは死亡した。

しかし、米国のクオリティー・ペーパー、『ワシントン・ポスト』や『ニューヨーク・タイムズ』は、ベビー・ドウを死に至らせたことに批判的な社説を掲載、米国内からも抗議の声がホワイトハウスに向けられた。そこで、レーガンは、「障害児を差別してはならない」という声明を出し、さらに「ベビー・ドウ・ガイドライン」が作成され、全国六八〇〇の病院・施設に配られた。

「障害児を差別してはならない」というのは正しい。抽象的には、誰しもが「生存権」をもつ平等な存在であり、差別はいけないというのは当然のことである。私としても、この原則は大切だし、その趣旨にはまったく賛同する。そのうえで、現実問題を考えたい。このガイドラインはただの通達、紙切れではなく、実行力をもった。つまり、ガイドライン通り行われているかを監視する調査機関「ベビー・ドウ部隊」と呼ばれる組織がつくられた。そこで医療の現場に何が起こったか。

ある事例では、それ以前であれば、数カ月しか命がないベビーに延命措置が施され、四〇万ドルが費やされた（その挙げ句やはり死亡した）。あるいは、無脳症や重度の脳障害、例えば、大脳皮質の破壊にいたる脳内出血のあるベビー、またあるいは、消化器官、例えば小腸や大腸がないベビーにも延命措置がとられることになった……監視力をともなうガイドラインのために、医師は子どものためにではなく、ガイドラインに抵触しないように治療を行うようになったのだ。

いったい、「生きる」とはどういう状態なのだろうか。欧米、殊にオランダでは「安楽死」の考え方が普及している。つまり、末期がんなどで、昏睡状態にあったり、寝たきりであったり、耐え難い苦痛がともなう場合、延命措置を行わないということである。延命というと聞こえがよいが、死のうとする過程を人為的に引き延ばすにすぎない場合もある。その分、苦痛が長引けば延命治療そのものが「拷問」である、という考え方もある。

さて、米国では、こうした医療現場の混乱の結果、最高裁は、「複数の障害があるとか、超未熟児であるといった状態は（たとえば人種とちがって）治療停止の合法的な根拠となる」という判断を下した。また、レーガンも、「すべての人命に神聖性を認めてそれを守るのか、それとも人命のなかには価値のあるものとないものとがあると主張する社会倫理を信奉するのか」と声明を修正している。つまり、「生命の神聖性の倫理と生命の質の倫理のいずれかを選択しなければならない」という。こうした国家規模での議論、紆余曲折を経て、きわめて重度の障害児を排除する「生命の質」による「いのち」の「選択」の道が開かれた。

この点について、ピーター・シンガーは、現状からいえば、出生前診断と中絶が社会的に認知されている以上、実質的には生命の質による命の選択が「合意」されていると述べている。

シンガーは、オーストラリア出身の哲学者で、その徹底した功利主義で有名である。現在、プリンストン大学教授。功利主義の立場から、倫理の問題を探求している。著書『動物の解放』は、動物の権利や菜食主義の思想的根拠として知られており、人間の利益のために犠牲になっている実験動物や家畜など動物の権利を擁護し、その解放論を主張する。したがって、肉食を拒否し菜食主義を実践する。

功利主義とは簡単にいってしまえば、ベンサムやミルのように、絶対善を排除し、相対的に考えるもので、すべての人々にとっての「善」というものは存在しない。「善」は快楽と苦痛の総計によって表される。それは、ベンサムの「最大多数の最大幸福」という言葉によくあらわされている。功利主義においては、例えば、人間の命は全て等しい価値を有する、人の命を奪ってはならない、人間の命は人間以外の命よりも価値がある、といった古典的な価値観は現実にはあり得ない。すべての人々ではなく、できる限り多くの人々に共有されるべき価値を追求するのである。シンガーは古典的な戒律として次の五つを挙げる。

・人命をすべて平等の価値をもつものとして扱え。
・罪のない人間の生命を決して意図的に奪うな。
・あなた自身の生命を決して奪うな。また、人が自分の生命を奪うことをつねに阻止するように努めよ。
・産めよ殖やせよ。
・すべての人間の生命を人間以外の生命よりもつねに価値あるものとして扱え。

シンガーによれば、これら「古い戒律」がいまなお正しいものとして信じられているのは

「倫理的および法的枠組みのなかで生きようとしている」からに他ならない。しかし、「私たちが古い戒律を捨てれば、その代わりに倫理的に重要な特質、たとえば楽しむことのできる経験をもったり、他者と交流したり、生存し続けたいという選好をもったりする能力に着目するようになる」という。死生観においてシンガーはなによりも意識を重視する。快苦の感覚に加えて理性と自己意識をもつ「人格」を尊重する。「ひとたび意識が失われて、回復の見込みがないと確信できれば、ホルモンを分泌する脳機能がまだ残っているという事実は倫理的に重要な事実ではなくなる」という。したがって、シンガーの立場は安楽死の容認につながるものである。

シンガーは、「古い戒律」にかえて「新しい戒律」として、次の五つを掲げている。

・人命の価値が多様であることを認めよ。
・決定したことの結果に責任をもて。
・生命に対する個人の欲求を尊重せよ。
・望まれた子どもだけを産め。
・種の違いを根拠に差別するな。

功利主義は資本主義の創成期にあったベンサムにみられるように、どこかオプティミズムが漂うものである。ベンサムは、各人が快楽を求めて、苦痛を避けようとする。それを自由放任しておけば、社会全体としては、「最大多数の最大幸福」が実現すると述べた。それは生産力の高まりにより、貧困層が底上げされていくという歴史的な背景があった。産業革命により世界を制覇したイギリス国内において貧困層は少数になりつつあった。したがって、できる限り多数の幸福を追求するというのはリアリティがある。しかし、その富は広大な植民地から蓄積されるものである。今日、南北格差、また、「北」のなかでも格差が生まれつつある今日、自由放任主義を叫ぶとすれば、その格差の固定・強化にすぎないだろう。強い者はより強く、弱い者はより弱く、というわけである。人間はすべて目的合理性のある意志をもつ者ばかりではない。シンガーの議論には、ヒトの胚を用いた実験を支持している点や、障害を持つ新生児に関する安楽死など、留保すべき点がある。

だが、絶対善を廃するシンガーの意見は、それゆえに具体性・実践性をもち、参考にすべき点がある。「いのち」の「選択」は、オール・オア・ナッシングの二者択一ではないにしても、強いて二つに区分けして考えなければ決着がつかなくなるだろう。それは、

①重篤な遺伝病の回避。
②優れた子を欲する。

この区別である。

まず、①について、シンガーが「その胚の潜在性はその胚を神聖な人命として扱う理由にはならない」と述べているように、私も着床前診断は可と考える。また、英国やフランスは、胎児が重い障害を持って生まれてくる可能性が高い場合に、中絶を認めている。日本ではこの胎児条項はないが、経済的な理由でも中絶（二二週未満）が認められている。こうした現状を考慮して、胎児の出生前診断でも、重度の障害が認められる場合の中絶は認められても良いであろう。

②については、精子・卵子の購入など次に述べる商業主義との関係もあり、重大な問題である。障害者はハンディ・キャップを抱えているが、ＩＱが高い子どもや身体能力の優れた子どもを欲するために遺伝子を操作するのは、生まれながらにして能力的なアドバンテージをもつことになる。この意味での優性思想は絶対に排除されるべきである。特に、受精卵診断と遺伝子工学によるデザイナー・ベビーは、人類の未来を激変させる可能性があるので規制するべきと考える。

①と②を峻別するのは、当然のようにみえる。しかし、病気の予防と、人間の性質・能力の改良のあいだの境界線は想像上のものであり、遺伝子操作という側面では、実際はひとつらなりになっている。したがって、私は「強いて」区別すると述べているわけだ。病気の予防とい

うルートを通じて、人間の性質・能力の改良という危険性が実現される可能性はある。意識して区別して、なんらかの原則を確立しておかないと、病気の予防という既成事実の積み重ねのうちに、いつの間にか、遺伝子操作にマヒしてしまい、デザイナー・ベイビーが生まれているという事態になりかねないのだ。

ここで考えたいのは、①「優れた」子どもが欲しいという願望を退けられるか？　②人類の将来のためには、良いことなのか悪いことなのか、ということである。

例えば、リー・シルバーは「遺伝学の知識の蓄積と、遺伝子改良技術の進歩が、今後も現在と同じ割合で進めば、西暦三〇〇〇年までに、ジーンリッチ階級とも呼ぶべき新しい人種が誕生し、遺伝子改良をしない（あるいは経済的理由で出来ない）人種とのあいだに生まれる恋愛感情は、現在の人間がチンパンジーに対して感じる程度のものになると予想される」と述べている（前掲『複製されるヒト』）。

ジーンリッチとは、人口の一〇パーセント未満の遺伝子改良をされた「人種」であり、残りの九〇パーセントが「ナチュラル」という遺伝子未改良の「人種」である。ジーンリッチはスポーツならスポーツ、芸術なら芸術、ビジネスならビジネスの世界で、「超人的」な技術や能力を発揮し、そうした世界の頂点を独占する。富みもマスコミも独占する。一方、ナチュラルは低賃金のサービス業や単純労働に従事する。互いの「人種」は隔離され、遺伝子の改良は進み、「人種」間の格差は広がり、最終的には別の「人類」となる……。

リー・シルバーの例は遺伝子操作を極端に推し進めたものである。だが、現在、日本は「一億総中流」という意識が崩れ、少数の「勝ち組」＝上流と、多数の「負け組」＝下流に分解しつつあるといわれている。リー・シルバーの物語が示唆するのは、遺伝子操作（他の医療技術も同じだが）のような最新技術を享受するには莫大な費用がかかり、その恩恵をまず受けるのは富裕層である、ということであろう。

デザイナー・ベイビーの誕生、あるいは、遺伝子操作は、こうした階層の分化を固定すると同時に、階層間の距離を拡大する可能性がある。資本主義の建前は「自由競争」であるが、ジーンリッチとナチュラルでは、スタートラインが違い競争にならない。ちなみに、このナチュラルとは、自然の状態、つまり、いまのわれわれの状態である。

かつてヒトラーはアーリア民族の優秀性を謳い、ユダヤ人を迫害した。そして、民族の優秀性を示すために、『民族の祭典』というオリンピック映画をつくった。そこでは、筋骨たくましいドイツ人が活躍する。もし、ヒトラーの時代に遺伝子操作が可能であれば、百メートルを八秒で走り、マラソンを一時間三〇分ぐらいで完走し、四〇メートルぐらい砲丸を飛ばす選手を揃え、金メダルを独占するような選手をつくりだしたのではあるまいか。また、軍事面では、原爆のような大量破壊兵器を生み出す優秀な学者をつくりだしたであろう。

「優生学」とは、フランシス・ゴールトンによって提唱された概念である。人為的淘汰によって優れた遺伝的形質を奨励し、障害者などを排除しようとする思想である。いま述べた、ヒトラーとナチズムの政策は、優生学的な考え方の極端なものであるが、フランシス・フクヤマが「遺伝学には、優生学という亡霊がいたるところでつきまとう」と述べているように、優生学はナチズムだけではなく、一九世紀後半〜二〇世紀半ばまで、欧米を始め広く見られた思想である。アメリカを始め、西欧では、「白痴者」などの「痴愚」と見なした人物に不妊処置を行う「優生法」が定められた。戦後、ナチズムに対する反省から、多くの国で撤廃されたが、福祉大国とされる北欧では、一九六〇年代まで存続したという（鈴木淑美訳『人間の終わり』ダイヤモンド社、二〇〇二年）。

フクヤマは9・11テロ事件に関して、サミュエル・ハンチントン流の「文明の衝突」、つまり、キリスト教とイスラム教の衝突という見解を否定している。科学とテクノロジーという現代化を代表するアメリカとイスラム圏の文明の力は歴然としており、テロは文明と文明が衝突するほど大きな衝撃を与えるものではない、という。では、何が危険なのか。フクヤマは、その強大なアメリカの文明を支えている科学とテクノロジーこそが「文明の大きな弱点である」という。9・11テロ事件は、マンハッタンの世界貿易センタービルに飛行機が突っ込んだものである。つまり、科学とテクノロジーという「現代性の象徴である」超高層ビルとジェット機によって事件は引き起こされたのであり、文明の利器が「悪意ある策略によって、あっというまに武器に変貌する」のである。したがって、科学とテクノロジーは政治によって強く制御すべきであるという（同書）。

冷戦崩壊以後、市場経済万能であるかのような幻想が振りまかれている。そして、国家の役割が相対的に低くなり、国境を越えた「ボーダレス」社会が賛美されている。確かに、一八世紀後半にフランスに成立した「国民国家《ネーションステイト》」はフィクションを含むものであり、国民国家を単位とするネーションステイツ・システム（国民国家体系）の限界が指摘されて久しい。しかし、そのボーダレス社会、あるいは、市場経済社会は、実は、パクスアメリカーナ、つまり、各国・各地域が次々に米国の軍事力と資本という軍門に降る過程でもある。

フクヤマは、日系の米国人で、ジョンズ・ポプキンズ大学教授で、一九八九年ブッシュ政権で国務省政策企画局次長を務めている。そのころから、社会主義諸国の「民主化」の波が盛んになり、ベルリンの壁の崩壊やソビエト連邦の消滅などにより、冷戦が終結した。フクヤマの政治的立場は、共産主義の失敗と資本主義の勝利を論じた『歴史の終わり』に見られるように、市場経済支持である。したがって、生殖医療・バイオテクノロジーも、市場の原理に委ね、どんどん開発・応用するのを支持しても論理的には矛盾しない。だが、フクヤマは、生殖医療・バイオテクノロジーに対しては、極めて保守的な立場をとっており、規制派の先頭に立ち、クローン人間やデザイナー・ベビーの危険性を訴えている。すなわち、フクヤマの主張は、生殖医療・バイオテクノロジーを、資本の論理に委ねるのがいかに危険か、ということの証左といえるだろう。

商業主義を排除する

ボーダレス社会の今日、国家主導の優生政策でなくても、胎児の選択を何百万人が「自由」な選択のもとに行えば、同じ結果になる。ヒトラーのような国家権力を一手に握る独裁者がいなくとも安心できない。イギリス人作家であり、コラムニストでもあるブライアン・アプツルヤードが、その著書『優生学の復活?』(山下篤子訳、毎日新聞社、一九九九年)で記している。われわれは「どのように生きていくか」だけでなく、「どのような存在になるか」も「選択」できるという、人類の歴史に先例のない時期にきてしまっている。

世界が一つになったのは、欧米の生産力によるものである。古くはシルクロードを通じての東西世界の交易があったが、大航海時代のなかで「新大陸」が発見され、そして、鎖国主義(近年では「海禁」主義と呼ばれる)をとっていた東アジア地域、中国・朝鮮半島・日本に、欧米列強の波が訪れたのは、イギリス産業革命以降の蒸気船の時代、すなわち一九世紀の後半である。

一方、太平洋の彼方のアメリカ大陸では、ピルグリム・ファーザースが入植した東海岸から開拓が始まり、「ゴー・ウエスト」運動によって、西へ西へと進んだ開拓の波は、一九世紀の後半にカルフォルニアの金脈の発見によりピークに達した。その先は海を隔てて、東アジア地域となる。ペリー来航は、嘉永六（一八五三）年であった。こうして、一九世紀後半は、東アジア地域で、東西からの商業主義の波が出逢い、世界は一つになったとされている。

商業主義は国境を越え、世界に浸透している。現代世界は商業主義を基礎においている以上、商業主義全体を排除することは不可能である。しかし、生殖医療の世界ではどうしても商業主義の介入を避けなければならない場面が存在する。

生殖医療で商業主義が関係してくるのは、①身体の一部ないしは身体の産生物の商品化、②生殖医療技術の商業化である。これらの点は、経済的に弱い立場、特に開発途上国の女性が搾取されるかもしれないという危惧をもたらすものである。したがって、商業主義は認められないと考える人が多いと思われる。

しかし、現実面での規制は難しい点がある。それは、①日本で規制されていても外国で生殖医療を受けられるという問題、②匿名の精子・卵子では不安がある。高価でも納得できる精子・卵子などを希望する、③米国では規制なしでもあまり問題がない、④市場原理にまかせたほうが学問・技術も進む。ひいては人類の進歩に貢献するのではないかという問題や批判がある。

米国において特に規制なしでも大きな問題にならないのは、宗教的な利他主義が未だ残っていることも考えられるが、それ以上に「公開性」「透明性」が保たれているからではないだろうか。ようするに情報開示の力で、露骨な商業主義をとることができにくい環境にあるように思える。

リー・シルバーは「生殖への遺伝子工学の応用は、まず最初は、小児疾患、嚢胞性線維症*や鎌状赤血球貧血症**などの遺伝子に由来する難病に限定するかたちではじまって、その規制がだんだん緩和されて、肥満、糖尿病、心臓病、ぜんそく、がんなどの遺伝素質、ＨＩＶなどまで応用範囲が広げられていき、最終的には脳の精神的な分野まで及ぶようになる」と述べている（前掲『複製されるヒト』）。

規制緩和とは、日本の場合、「官から民へ」ということに置き換えられている。つまり、商業主義が参入しやすい下地がある。そして、遺伝子工学の応用範囲の拡大とともに、商業主義

＊単一遺伝子の突然変異によって生じる疾患で、慢性の気道感染、膵機能不全、汗腺機能不全、尿生殖器の機能不全などが引き起こされる。

＊＊赤血球の過剰破壊による慣性貧血を呈する疾患で、劣性遺伝を示す。低酸素分圧下で鎌状となる赤血球が毛細血管に詰まって梗塞を引き起こす。

がはびこって利益もおおきいものになる。一旦そういう構図ができあがると、利益の循環により自動的に商業主義ベースで動くようになるに違いない。

かつて、公共事業の競争入札で、市町村の役所のコンピュータシステムを「0円」で落札したことがあり問題となった。タダではマズイということだ。しかし、その後、タダでなければいいということで、「1円」で落札する企業があった。営利団体である企業が公共事情を慈善事業として行う、つまり、タダでやるということはなく、始めにインフラの整備を行って、その後、ソフト面で儲けていくということだろう。最終的な利益が莫大であるから、商業主義が最初は慈善事業的な装いで参入してくるということも考えられる。

また、すでに述べたように、需給という商業主義のバランスは、単に要求に対する供給がなされるというわけではなく、実は、需要には所得に応じた階層差がある。高嶌英弘は、「法律による規制がない限り、生殖補助医療はどんどん商品化される」という。そして、その「商品化」の恩恵を被るのは誰か。それは非常に高価であるから、「一部の裕福な人間だけが利用できる『贅沢品』になることは間違いない」という(高嶌前掲書)。

プリンストン大学教授のグルーグマンによれば、米国では国内の富の四割を人口の一パーセントの人々が独占している(『ニューヨーク・タイムズ』二〇〇二年十月二十日)。市場経済主義＝商業主義とは貧富の格差を生むものである。また、高嶌は「少数の富裕層にとり優秀な子供を持ちたいという個人の欲求は、単なる消費財が対象となる場合よりもはるかに強力である。そして、欲求のあるところ必ず市場原理が介入する」と述べている（高嶌前掲書）。かくして、少数の富裕層だけに生殖医療、あるいは、遺伝子操作などにより、優秀な子どもが生まれることになれば、それはハックスリー的な新世界、すなわち、「いのち」の階級化が生まれることになるだろう。

もちろん、この事情は米国だけとは限らない。青山学院大学教授・青井秀夫は、日本にも「鉄の三角形」が存在すると指摘している。それは、医療のトップ・厚労省＝役人・製薬企業という三つの機関の緊密な連携である。「医・官・産」複合体とでもいうべきか。

日本では非加熱製剤による「薬害」で、ＨＩＶ患者の被害者・犠牲者を出している。ここに、「医・官・産」複合体の弊害は典型的に現れている。ドイツでは、ＨＩＶあるいはサリドマイドに関しても、行政機関が早い段階で製薬会社に使用禁止という処置を行っているが、日本ではその措置が執られていなかった。一番問題なのは、行政の体質なのかもしれない。

遺伝子操作医療の規制について、現在、三つの方法が考えられる。①法律による規制、②行政的なガイドラインで規制、③各種団体の自主規制である。③では、医師が所属する団体を通じてさまざまな会告を出してきた。これは一定の歯止めとなっているが、近年、会告を無視して、不妊治療などをおこなう医師がでてきており、必ずしも決定的な拘束力とはなっていない。

②も同様である。最も有効なのは①で、ユネスコ宣言でも、各国に対して、国の法律で規制すべきだという勧告を行っている。ただし、法律といってもさまざまであり、刑法を作って罰則で規制を加えていくよりは、基本法で宣言したほうがよいという意見もある。いずれにせよ、法律の成立においては、生殖医療に関する情報を国民に十分に開示し、国民レベルでの合意が必要である。

一方、もし、人類の目的がその存続にあるとすれば、天変地異にも生き残れる、あるいは長い宇宙旅行にも耐えられるような人類を作り出すことは「有利」であろう。実際、デザイナー・ベビーや遺伝子操作による知能の向上は好ましいという見方もある。

しかし、その場合、商業主義が介入すれば、民族・人種に代わって、巨大企業○○製薬系の人間、△△製薬系の人間といった製薬会社別の人間が出現しないとも限らない。

性感染症対策

これまで、遺伝子操作に関連する生殖医療技術について述べてきたが、もっと身近で早急に取り組まなければならない「性」の問題がある。

現在、少子化は深刻化している。出生率の減少は高齢者を支えるべき生産年齢人口の減少を来す。これは年金制度などを直撃する。また、購買力も減少するので産業界も危機感を募らせている。こうした背景から、政府あるいは地方自治体が不妊治療に対して金銭的な補助をするようになった。

こうした取り組み自体は、無論、評価できる。だが、不妊治療を単純に人口政策とからめることには賛同できない。子どもを生まないのは、妊娠しないということとイコールではなく、妊娠技術でクリアーできると思ったら間違いである。少子化対策は、なによりも子どもを産みたいと欲する人たちが増えることであり、それは意志・意識の問題である。したがって、抜本的な対策は、子どもを生みたくなるような社会を作ることが先決である。

しかし、そうとはいえ、今後、少子化に拍車をかける可能性のある性感染症が蔓延しつつある。性行為によって感染する性感染症は二〇種以上にも及ぶ。主なものとしては、細菌によるもの（淋菌感染症、梅毒など）、クラミジアによるもの、ウィルスによるもの（性器ヘルペス、*尖《せん》圭《けい》コンジローマ、**子宮頸癌、エイズ、B型肝炎など）などがある。これらの中で、不妊症の原因となるものは多いが、特にクラミジア感染による卵管狭窄、パピローマ・ウィルス感染による子

*単純ヘルペスウイルスによって起こされる性感染症であり、性器に水泡や潰瘍ができる。
**ヒトパピローマ・ウイルスが原因となる性感染症で、生殖器とその周辺にイボ状の病変が発生する。

宮頸癌は重要である。前者では、クラミジアは子宮頸管から子宮、卵管に進み、炎症により卵管狭窄ないし閉鎖をおこす。精子は膣から子宮を通り卵管に到達し、ここで卵巣よりきた卵子と結合するので、これが妨げられてしまい卵管性不妊症となる。さらには骨盤腹膜炎から腹膜炎や肝周囲炎にまで波及することもある。クラミジアに感染しても、女性ではほとんどの場合に症状が無く、帯下や不正子宮出血などがみられるのは五分の一程度といわれる。

一方、パピローマ・ウィルス感染が子宮頸癌の原因であることが判明した。このウィルスが感染しても癌になる率は低いが、子宮頸癌からみればほとんどの場合の原因はパピローマ・ウィルス感染である。しかも、パピローマ・ウィルス感染の頻度はクラミジア感染のそれより二～三倍も高いと言われる。パピローマ・ウィルス感染が若年女子に特に多いことより子宮頸癌発症の若年化がみられるという憂慮すべき事態が起こっている。また、感染しても症状はないので検査をしないと分からない。

こうした性感染症が増えることで、不妊が増加すれば、生殖医療技術は不妊対策への切り札として期待が高まるだろう。だが、逆にいえば、こうした病気が予防が出来れば、不妊症例数をかなり減少させることができる。この性感染症対策は一般に認知されず、政府の対策もまったく後手にまわっているといわざるを得ない。これを怠りながら生殖医療による妊娠増加を行うことは、まさに「マッチ - ポンプ」であり、順序が間違っている。

現在、日本では、性行為によって感染する、エイズを含めた性感染症が増加の一途をたどっている。なかでも、若い人、特に女性の感染が急増している。しかし、ときどき単発的にマスコミでとりあげられることはあっても、性感染症撲滅のキャンペーンが張られているわけではない。その原因は、性感染症に対する社会的関心の低下である。つまり、若者の「性」の「自由化」がどんどん進んでいるのに比べ、その結果起こりうる性感染症がどのようなものであり、どうすれば予防できるかという知識が、ほとんど皆無にちかい。現状は、性感染症の野放し状態といわざるをえない。

ある意識調査では、カラオケ・ボックスに行くような感覚でセックスをしてしまう行動様式が明らかにされている。その理由として、女性の体が求められるのは、自分が必要とされているからだと感じているからだという。芥川賞を受賞して、一時期話題となった綿矢リエの『蹴りたい背中』のなかで描かれているのは、自己の確立が弱くて、グループをつくり群れている少年少女たちである。そして、「性」の「自由」を行使するという意識だけは明瞭にもっている……というような不思議な現状がある。

もちろん、この問題は若い人たちだけに責任があるわけではない。大人の側の問題として、性教育に関して古い固定観念がなかなか抜けないということが挙げられる。例えば、ある自治体の保健所が、高校生を対象に「性意識に関するアンケート調査」を行おうとした。そのなかには、当然、「セックスの経験の有無」という項目があった。ところが、その市内の高校職員から、「そういうアンケートはやめてほしい」と反対があり、性意識調査は中止になった。

それから、これもある保健所で、高校生に配る性教育用にミニ冊子をつくった。それを見た教育委員が「こんなものを配ってはいけない」と反対したという。その理由は、その冊子にコンドームの使用法が載っていたからである。つまり、コンドームの使用法を載せたものを配布することで、高校生の異性交遊をあたかも容認することになるのがケシカランというわけである。まさに、「寝た子を起こすな」というような心理である。

性感染症に対する予防策は、いろいろあるが、現段階で考え得るもっとも有効で具体的な方法は、コンドームの使用である。しかし、統計では、近年、コンドームの出荷量が減少傾向にある。これに反比例して、性感染症が増加している。つまり、コンドームが使われなくなることと性感染症の増加は相関関係にあるのだ。

周知のように、コンドームはもともと避妊用具として使われるようになった。コンドームの減少傾向は、中絶の増加傾向とも関係している。

具体的に数字を見てみよう。私が理事を務めている「性の健康医学財団」の「薬事工業生産動態統計」では、一九八〇年の一年間のコンドームの出荷数が、約五一二万グロスとなっている。グロスという単位は、一二ダース。個数にすると一四四個。したがって、五一二万グロス

表1　コンドーム出荷数の推移

単位：グロス（× 144）

年	生産数量	国内出荷数	輸出出荷数
1979 年（S 54）	6,226,454	4,681,357	1,545,097
1980 年（S 55）	6,574,747	5,118,999	1,455,748
1981 年（S 56）	6,415,853	5,055,846	1,360,007
1982 年（S 57）	5,999,573	4,607,180	1,392,393
1983 年（S 58）	6,054,882	4,030,458	2,024,424
1984 年（S 59）	5,600,018	4,532,890	1,072,624
1985 年（S 60）	5,529,432	4,454,598	1,178,104
1986 年（S 61）	5,912,926	4,344,193	1,544,607
1987 年（S 62）	7,044,357	4,553,463	2,522,058
1988 年（S 63）	8,024,208	4,398,818	3,276,892
1989 年（H 1）	6,693,053	4,070,149	2,443,808
1990 年（H 2）	6,477,617	4,239,793	2,671,950
1991 年（H 3）	7,260,229	4,254,393	3,126,798
1992 年（H 4）	8,094,411	4,502,421	3,502,201
1993 年（H 5）	8,494,951	4,747,293	3,589,175
1994 年（H 6）	7,657,647	4,227,767	3,200,625
1995 年（H 7）	7,410,676	4,102,273	3,508,585
1996 年（H 8）	7,138,196	3,917,138	3,094,779
1997 年（H 9）	8,587,626	4,001,709	2,670,140
1998 年（H 10）	7,099,974	4,010,552	3,307,096
1999 年（H 11）	6,474,145	3,450,708	3,023,437
2000 年（H 12）	5,913,410	3,418,152	2,564,423
2001 年（H 13）	5,838,125	3,122,986	2,715,139
2002 年（H 14）	5,356,798	2,962,868	2,393,930
2003 年（H 15）	4,930,632	2,949,458	1,981,174
2004 年（H 16）	4,703,813	2,931,042	1,772,771

出所）性の健康財団ホームページ

は七億三七二八万個となる。出荷数は、この年を境に増減しながら、全体に下降していく。

一九八一年はまだ五〇〇万グロス台を保っているが、八二年になると、四六一万グロス、八三年には四〇一万グロスにまで下がり、その後、ややもちなおして、八四年~九五年まで、約十年間ほど四〇〇万~五〇〇万グロス。だが、九六年に初めて、四〇〇万台を割り込み、三九二万グロスにまで落ち、九九年が三四五万、二〇〇〇年が三四二万、二〇〇一年が三一三万、そして、二〇〇二年には二九六万と、三〇〇万台を切ってしまう。つまり、最大の八〇年の出荷数から比べると、四割も減少していることになる。

では、感染症のほうはどうだろうか。このデータのサンプリングは、一〇万人のうちどれくらい感染者数がいるかという調査方法がとられている。統計が取られ始めたのは、八〇年代後半からである。淋菌感染症の場合、一五〇人前後から始まり、九〇年代に一〇〇人ぐらいに下がるものの、その後増加して、現在では二〇〇人を越えている。これは一〇万人当たりの数だから、日本の人口を仮に一億として計算すれば、全体では、二〇〇万人ということになる。

性器クラミジア感染症はもっと深刻である。これも一〇万人単位における統計だが、八〇年代に一五〇人ぐらいで、その後、右肩上がりに増加しつづけ、現在では、四二〇~四三〇人を越えている。この二十年間で三倍近く増え、日本人全体では四〇〇万人を越える感染数があるという計算になる。四〇〇万人といえば、一県の人口に優るとも劣らない数である。

HIV感染者数・性器クラミジア・淋菌感染症罹患率
とコンドーム出荷数の年次推移

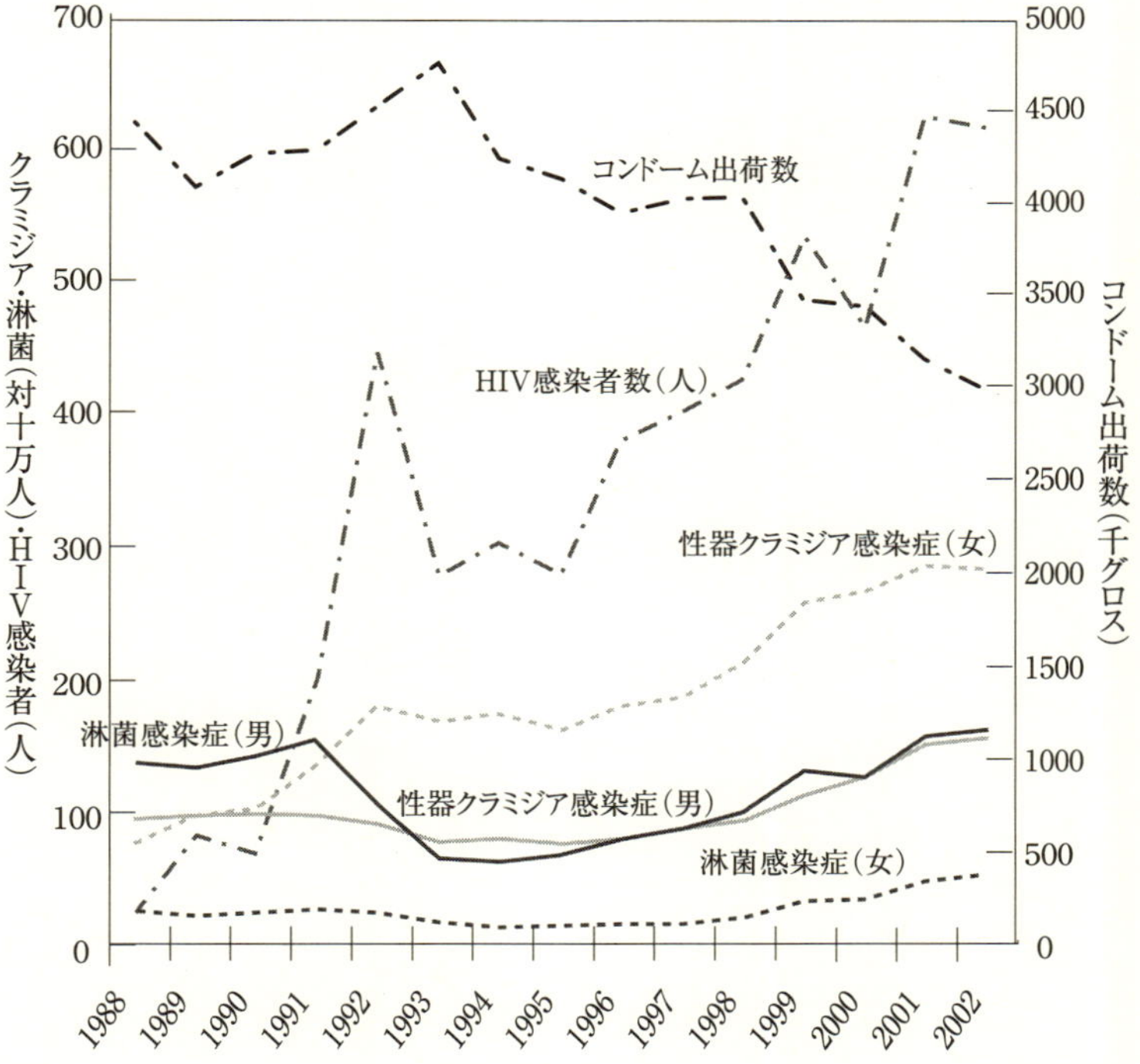

HIVについては厚生労働省エイズ発生動向年報:2003年、STDについては熊本悦明:2003年
性の健康財団ホームページより

HIV感染者の場合は、厚労省のエイズ発生動向年報があり、全国で何人キャリアがいるかがわかる。八〇年代後半は、一〇〇人未満であるが、その後、急増する。一九九二年に四〇〇人を越え、九九年に五〇〇人を越え、二〇〇〇年以降、六〇〇人を上回っており、〇三年は六四〇人、〇四年は七八〇人と急上昇傾向にある。〇四年の三月～六月の三カ月で、新たな感染者が一九九人発見されている。患者数は毎年、新規の感染者数を加算したものが、トータルの感染者数となる。その感染者数は、約一万二〇〇〇人であるが、すべての人が公表しているわけではない。そして、隠れた感染が行われ、感染増大の一因となっている。

海外ではどうか。タイは一時期、HIVの感染者が一〇〇万人を突破していたが、現在は、だいぶ減少している。これまでのタイのエイズの死者は約四六万人で、アジアの「エイズ大国」などといわれてきた。しかし、一九九一年の新規感染者が一四万人ぐらいだったのが、〇三年には約二万人まで減少した。その減少の要因は、なんといってもコンドーム使用である。

タイには、上院に「ミスターコンドーム」と呼ばれる議員がいて、コンドームの普及の啓蒙運動が活発に行われる。日本よりも性交渉が低年齢で始まるタイでは、小学校でもコンドームの装着の仕方を教えている。また、タイの農村、特に東北部はあまり豊かではなく、都市部へ出稼ぎにでて生計を立てている家族が多い。出稼ぎに出た夫が都市部で感染し、帰省して妻に広めていくというパターンもある。そこで、農村でもコンドーム使用の啓蒙活動をしている。

中国は日本以上に深刻である。中国は、なかなかエイズの情報を明らかにしてこなかった。しかし、WHOの勧告にしたがい調査をした。そのとき、すでに一〇〇万人を越える感染例があった。推定では、二〇一〇年には一〇〇〇万〜二〇〇〇万人に達するといわれる。

日本国内、国外のこうした状況は、ちゃんと国民に伝わっていないようにみえる。そのひとつの原因は、日本のエイズが「薬害エイズ」としてクローズ・アップされたことと関係している。「クリオ」という非加熱製剤を使用したことで、エイズ感染者がたくさんでた問題である。裁判では、その非加熱製剤の危険性を知っていながら、使用を許可していたのではないかということが争われた。しかし、一般の人はそういう薬をつかわないので、エイズは自分とは遠い存在だと思うことになる。したがって、「薬害エイズ」問題が下火になると、エイズそのものの関心も低下したといえる。

それから、「エイズは同性愛者だけが罹る病気だ」という誤った認識も根強くある。この認識は一面で同性愛者への差別とつながるものでもある。同性愛者は少数であるから、「エイズは自分と関係ない」という意識につながる。確かに、同性愛者にエイズ患者は少なくない。だが、同性愛者でなければエイズにならないという認識は間違っている。若い女性に多いクラミジア、淋菌などの性感染症とエイズは関係している。クラミジアや淋菌などの性感染症があると、炎症のため性器の粘膜が傷ついて、エイズ・ウィルスが数倍も伝染しやすくなってしまうのだ。

また、社会の側のエイズに対する認識不足や偏見から、エイズ感染者がエイズであることを告白できずにいる。これはエイズキャリアへの人権問題だと思う。公表できないような事情のなかで、身近にエイズキャリアの人がいないという誤認が起こる。これもエイズ問題を疎遠にしている要因である。エイズ患者の増加は発展途上国に多い。先進国のなかでエイズ感染者が増えているのは日本だけである。この状態を放置しておけば、そう遠くない将来に、エイズ禍が広がる恐れがある。

クラミジアや淋菌感染とエイズ感染は、同じく性感染症である。感染率はクラミジアや淋菌では一回のセックスにより約三〇パーセントと高いのに比し、エイズの感染率は一パーセント以下だといわれている。しかし、感染の確率が低いといっても、たった一回のセックスでエイズになってしまった人もいる。

性感染症が女性に多いのは自覚症状が少ないからだ。男性の場合、たいてい自覚症状がある。淋菌に感染すれば、尿道炎をおこして排尿時に激しく痛み、膿《うみ》も出る。クラミジアも程度は軽いが、多くの場合、同じような症状がある。これに対し、女性ではほとんどの場合に症状が認められない。人工中絶をうけた十代の女性でクラミジア感染が四~五人に一人、淋菌感染が一〇~一一人に一人いたというデータがある。いずれも自覚症状が無かったという。それでセックスをすると男性にうつり、その男性が別の女性とセックスするとその女性にうつる……という図式で感染者数が拡大する。なお、解剖学的な関係で、女性から男性へうつすよりも男性から女性へうつす確率のほうが高い。診断は子宮頚管粘液を採取して核酸増幅検査（ＰＣＲ法）により行う。なお、自分で膣分泌液を採取してスクリーニングに出すことも可能である。

私は、性の健康医学財団で行われている性感染症相談を担当したことがある。ごく普通にみえる十代の女性にセックスの経験を聞いたとき、「現在は数人だが、いままでの合計は一〇〇人位かな」と平然というので驚いた。このような極端な例でなくとも、ごく平均的な「マジメ」な子でもコンドームを使わずにセックスすれば、クラミジアや淋菌は勿論のことエイズにも罹る可能性がある。

この性感染症は人口問題、少子化問題を直撃する。淋菌やクラミジア感染は、女性の卵管を閉塞して、不妊症になる場合がある。卵巣から排出された卵子が卵管内で、精子と結合し、子宮へと降りてきて着床するが、感染症によりそれが妨げられるので、妊娠しない。そのような場合、不妊治療として体外受精が必要となる……。不妊症となる危険性は、クラミジアより、淋菌の方が高い。しかし、クラミジアの方が感染の頻度が高く、不妊症に対するインパクトはクラミジアの方が強い。国は不妊治療に対する補助金を出すようになった。それは有用なことだが、性感染症から不妊症になる可能性が高いことを考えると、性病予防の方にも力を注ぐべきである。ちなみに、千葉県のエイズ対策予算は来年度八五パーセントもカットされてしまう。エイズ患者が一人でると、その生涯費用は五千万円から一億円にも達するといわれている。医療経済にも重大な影響を及ぼすことが危惧される。

以上が私の考える七原則のうちの①~⑤の原則である。⑥の「人間圏」における「選択」については、私の原則であるが同時に、われわれ日本人、あるいは、人類の「選択」でもあるので、章を改めて論じたい。

終章　人類の未来とわれわれの「選択」

「アイスマン」の衝撃

一九九一年、アルプス山脈の氷河のなかから、ある死体が発見された。

ドイツのニュルンベルグの登山家・ジーモン夫妻はアルプスの標高三五〇〇メートル付近の高地で登山を楽しんでいた。彼らは山道を外れた渓谷に入り込むと、氷のなかから裸の男の死体が突きだしているのを発見した。初め、登山の遭難者の遺体かと思われたが、それは氷づけになっていたミイラであることがわかった。ミイラは作りかけの弓矢や精錬された銅製の斧を所持し、また、背部に刺青の跡があり、つぼ治療をした痕と推測されている。付近にはカバノキ樹皮でつくった袋も発見された。

これら持ち物やミイラの状態からかなり古い死体ということがわかった。発見当時、オーストリアの新聞記者が発見場所であったエッツタール渓谷にちなんで「エッツィ」と呼んだ。しかし、のちに発見場所がわずかにイタリア側に国境を越えていたことがわかり、ミイラは、イタリアに引き渡された。

ミイラは、現在、ボルツァーノ県立考古学博物館で公開されている。イタリアでは「ヒベルナトゥス」と呼ぶが、その死体は精密な検査に廻され、一般的に「アイスマン」と呼ばれるようになった。炭素一四による年代測定法を用いて調査すると、アイスマンは五千年ほど前のものであることがわかった。

調査を行っているイタリアの南チロル考古学研究所では、発見当時の氷のなかのアイスマンと所持品の精巧なレプリカをつくり、世界各国で「氷の中からやってきた男」(der Man aus dem Eis) と題した展示会を開いた。そのレプリカは日本にも来ている。二〇〇五年に「愛・地球博」が愛知県で開催された。この開催と併設して、そのレプリカを中心に、名古屋ボストン美術館と豊橋の自然史博物館で「アイスマン展」が開かれた。

アイスマンは、なぜ、そんな高地で死亡したのか。アイスマンに付着していた植物を分析すると、アイスマンは標高七〇〇メートルあたりの麓《ふもと》付近で居住していたらしい。その付近では有史以前の遺跡が存在する。また、花粉を分析すると死亡した時期は晩春である。しかし、雪が大量に残る山嶺を三五〇〇メートルまで、なにゆえ登ったのかその理由は解明されていない。死因は、現在、凍死説が有力であるが、X線撮影により左肩の部分に矢尻が見つかっている。そこで、部族間の争いに巻き込まれて、山上に逃亡していた最中に射られて死亡したという説がある。その他、獲物を追って遭難したという説などもある。

オックスフォードのブライアン・サイクスが率いるチームは、アイスマンからDNAを採取することに成功した。その技術自体は特に新しいものではないが、衝撃を与えたのは、そのアイスマンのＤＮＡと現代ヨーロッパ人のＤＮＡが、まったく同じ配列であることが判明したことである。その現代ヨーロッパ人のＤＮＡサンプルの提供者は、イングランド南部のドーセット州に居住する女性で、彼女は赤毛のロングヘアを提供していたのである。新聞『サンデー・タイムズ』には、「アイスマンの親戚、ドーセットで発見」と記事にされた。

サイクスは五千年前のアイスマンと現代ヨーロッパ人のＤＮＡが全く同じである点に強い関心を抱き、現代ヨーロッパ人のＤＮＡはさらにどこまで遡れるのか、十年の歳月をかけて調査した。その後、サイクスらの遺伝子研究により、現代ヨーロッパ人の六億五〇〇〇万人の母系祖先はすべて、四万五千年〜一万年ほど前の七人の女性につながっていることがわかった。この七人は「イヴの七人の娘たち」と名付けられた。そしてさらに、現代人の共通祖先が十五万年前にアフリカに生きていた、という衝撃的な報告がなされた。

それまで、現生人類は「出アフリカ」説と「多地域進化」説の二説があった。「出アフリカ」説は、アフリカで現生人類が生まれ、それが世界に散らばっていったという説である。「多地域進化」説は、各地にいたホモ・エレクトスがそれぞれ現生人類に進化したという説である。

サイクスらの発見は、遺伝子論的にいえば、「出アフリカ」説が正しかったことを裏付けたことになる。つまり、われわれ人類はすべて十万年ほど前にアフリカから出た部族の子孫ということになり、共通の祖先をもつ現代人はすべてつながっており、「人種」という概念は崩壊するという。

フランシス・フクヤマは、「一部の金持ちが遺伝子改良により〝優秀な〟子供を得ることが出来ても社会全体を変えることは出来ない」と述べている（前掲『人間の終わり』）。確かに、生殖医療に限らず、新しいテクノロジーは非常に高価であり、それを享受する者は「一部の金持ち」ということになる。社会が変化するということは、多数の人間の意見が替わるときだろう。当初は「一部の金持ち」に限定されるはずである。

しかし、普及は電化製品のように、技術の高度化とともに、費用を押し下げつつ行われるだろう。携帯電話も初めは持つ者が限られていたが、ある時期から爆発的に広がり、現在では持たない者のほうが少数派である。

サイクスらの発見によれば、遺伝子操作が社会全体に及ぼす影響が極めて多大であることを教えている。約十万年前にアフリカからヨーロッパ、さらには全世界に移住していった人類の祖先は極々少人数であった。にもかかわらず、その子孫として、現在、六〇億を超える人口がこの地上に存在する。

これは、人類のゲノムが全くと言ってよいほど均一であることからもわかる。黄色人種も白色人種もアボリジニも遺伝子的にはほとんど同じである。……ということは、たとえごく少数の金持ちの子弟が遺伝子操作を受けたとしても、将来的にはその遺伝子操作を受けたスーパー人類が現生人類を駆逐し、世界を制覇するような時代がこないとも限らないのである。

こうした未来を見据えて、われわれはいま「選択」をしなければならない。そして、海外ではそうした議論がすでに始まっている。

二〇〇三年、イギリスのニューキャッスルで、「科学の祝祭」が行われた。この祭典のなかで、あるディベートが行われ、会場は一〇〇〇人もの一般市民が押しかけ、ギッシリと満員になったという。この討論会は、フランシス・フクヤマと、カリフォルニア大学教授・グレゴリー・ストックによるもので、議題は遺伝子操作に関するものであった。

ストックは、一九九三年に、近代の人間に関しての技術的進歩および進化的重要性を論じ、プリンストン大学のウッドロー・ウィルソン国際政府関係学部で分子遺伝学を研究、その後、その研究を発展させ、一九九八年にカリフォルニア大学で、人間生殖細胞工学に関する研究組織を起ち上げている。ラジオ・テレビ番組に多数出演し、テクノロジーに関するコメントを精力的に行っている。

ストックの主張は、クローン技術や生殖細胞工学の発達は、規制されるべきではなく、今後、医療において、これらの技術は大きな貢献をするのであり、現在予測されている危険性から禁止するにはあまりにも代償が大きい。技術が安全と信頼性を獲得まで進歩するには、乱用を取り締まり、安全対策を講じるべきであり、それは当然、人間にも応用されるべきである、というもので、つまりは、米国内の推進派の代表といえるだろう。

一方、フクヤマの主張は、「無制限な生殖の権利であれ、科学研究の自由であれ、見当違いの自由を振りかざした、こんな未来世界を受け入れる必要はない」というもので（前掲『人間の終わり』）、規制を呼びかけるものである。

この二人のディベートは、何度か行われている。二人の主張を要約すれば、このまま人類は遺伝子改変を続ければ、新たな人類というべきか、スーパー人類の誕生にまで行くであろうという認識では一致している。そのうえで、こうした事態を、ストックは楽観的に、フクヤマは悲観的にみている。ストックは、受精卵の段階において親が遺伝子の選択をすることを誰も止めることは出来ない。また、自分自身や受精卵の遺伝子の改良をするとしても、それを行う人類は信頼できるとする。これに対して、フクヤマはバイオテクノロジーの濫用は避けなければならず、これを規制すべきであると主張する。規制は無干渉と禁止の中間にくるべきであり、技術の進歩とスピードは最終的には国が行う必要があるという。

この二人の討論を持ち出したのは、規制か推進か、どちらが正しいのかを示すためではない。そうではなく、遺伝子の未来に関する専門家の議論に、市民が一〇〇〇人も耳を傾けに集っているという、一般市民の関心の高さを示すためであった。日本では、こうした公開討論会はあまり開かれず、専門家の間で話し合われていることが多い。この点で、われわれ学会に所属する者は猛反省すべきだろう。だが、たとえ、こうした討論会を開いたとしても、これほどの市民が集まるだろうか。

ストックはグレン・マックジーとも論戦を繰り広げている。マックジーは、ペンシルベニア大学生物倫理センターのシニア・アソシエートを勤め、生物倫理学の助教授である。クローンと遺伝子における倫理的問題に関して積極的に発言し、ＭＳＮＢＣニュースのコンサルタントとして、米国のみならず、来日して公開講座を開き、一般の市民に向けて医療倫理の普及に努めている。マックジーは、少なくとも当面は、クローン人間のような人体複製は禁止すべきだ、という。その理由は、それが悪だからでも、危険だからでもない。現状では人類の間で、統一的見解ができていない。それなのに、無理に推進すれば、商業主義の力で道理にかなったあらゆる論議が封殺される可能性がある、と商業主義を警戒し、禁止・規制の立場をとっている。

ストックとマックジーのディベートは、インターネットで公開されている（以下、HotWired Synapse - Brain Tennis.htm 参照）。

マックジーは、次のように主張する。マックジーは、一般の人々のバイオテクノロジーに対する態度を見てきたが、それは複製に大賛成か、絶対反対かの両極端のものが多いという。有識者の意見も同様で、複製技術を人類の救済技術と崇めるか、人類を破滅に導くものであり、一刻も早く禁止するべきだと主張している。だが、賛成・反対の間の中間的立場はあり得ないのか。ストック博士は、政府諮問機関は複製技術の市場開放を判断しうる。そして、技術開発を進めよ、という。しかし、一ダースほどの一握りの地位の人間が、判断を下すのは危険であり、複製技術は当面禁止されるべきだという。その最大の原因は、現状ではまだ複製や遺伝子複製に関する統一的な見解ができておらず、人間が未来の子孫を変造する「自由」に関するコンセンサスが存在していないからである。われわれは人体複製技術について、まだ何も知らないのに結論を急いでいる。一般大衆を教育する前にこの問題を解決できる、というアイデアには懐疑的で、われわれが知識獲得の坂を上り切るまで禁止措置を求めている。

これに対してストックは、次のように反論する。羊のドリーの複製成功は、人間をドリーと同じ運命から守ろうという数々の法案誕生の嵐を巻き起こした。この反応は、分子生物学の力が恐ろしいスピードでわれわれの複製化へ向かっているということ、そしてそれが人間のアイデンティティーの本質に関わる問題である、ということから発している。そして、人間の生殖細胞を複製することすら、遠い未来の夢物語といっては済まされないほど実際性を帯びてきている。しかし、これらは禁止措置や恐怖心からの糾弾の理由になるものではない。ユネスコでは、人類の複製と生殖細胞工学が「人類の尊厳に反するものである」という声明草案を出しているが、それは全くの無知によるものだ、とユネスコの声明を批判する。現在の細胞複製技術などの科学的な大進歩は、医療に役立つものであり、実世界を危険に陥れるものではない。乱用をできる限り避けながら慎重に人類に応用していくべきであるという。

これに対するマックジーの反論はこうだ。禁止措置の効用は、それが核実験や化学兵器や複製を実際に阻止できるという点にあるのではない。われわれの一般的見解を表明することにある。アメリカ人の約八〇パーセントは複製はモラルに反すると信じている。複製や遺伝子療法により、マイケル・ジョーダンのそっくりさんをつくることや、両親がメニューカタログを見ながら子どもを選ぶことなどを連想させる。複製や生殖細胞遺伝子工学に対してアメリカ人が抱いている恐れや憎しみは、彼らが新時代へ移行する際に非常に大切なもので、それを無知によるものと即断してはいけない。そして、もっとも大切なのは、法的に複製を禁止しなければ、自由市場の見えざる手によって悪用の道に進むことは必至である、という。

ストックは、核兵器実験と人間の遺伝子工学の禁止を同等に比べるのはナンセンスであるという。核兵器は瞬時に何百万人もの人間を消せる大量虐殺兵器の話であり、遺伝子工学は人の命を奪う事など考えられない医療技術の話で、遺伝子工学への恐怖感が誇張されすぎている。もしわれわれの子孫の遺伝子を、ガンから守ったり、寿命を長くしたりするために使えるとすれば実現の遅延は避けるべきである。いい加減な予想から生殖細胞工学を禁止するのはよくない。われわれは直近の危険と可能性を秤にかけなければならない。ドリーの複製は生物倫理学者の間で今まで交わされた議論をはるかに上回る規模の一般の大討論と質問を巻き起こした。

人間のクローンが誕生すれば、もっと深い人間の魂の探求へと広がり、国家規模での大討論へと広がるに違いない……。

このディベートで注意したいのは、マックジーの禁止措置はバイオテクノロジーの是非そのものではなく、一般市民の討論がなされておらず、推進か規制かを一握りの人間が決めてはならない、というデモクラティックな立場から主張されている点である。したがって、それは絶対反対・絶対禁止ではなく、コンセンサスが形成されるまでの一時的な措置である点を強調している。フクヤマ、ストック、マックジーの三者のうち、この点で私の立場はマックジーに近いといえるだろう。

多くの人々にとって毎日の生活は忙しく、自分の将来に関して気にはなっても、人間の未来はどうなっていくのか、あるいは、どうあるべきか、などについて考える余裕は余りない。さらには、人間の目的は何であるかについて思いをめぐらせる人は少ないのが実状であろう。

「バイオテクノロジー、生殖医療といわれても難しい。クローン人間もわからない」という一般市民の声をよく聞く。科学のなかでも最も高度に進んだのがこの分野である。術語がたくさん飛び交い、専門性が高く、一般の市民にわかりにくい、難解だということはそのとおりである。本書でも、私はできるだけ専門用語を使わずに説明しようとした。それでもわかりにくいとすれば、それは私の筆力のせいである。

しかし、「わからないから」といって、この問題を学会や専門家にゆだねてしまってはならない。いま「選択」をしなければ、とりかえしがつかないことを「選択」してしまったことになるかもしれないのだ。

そんな事態が訪れたとき、そんな「選択」をした覚えはない、という人がいるかもしれない。しかし、「選択」しないということは何も「選択」しないことと同じではない、ということを知っていただきたい。世界は「白紙」ではない。すでに政治的・経済的・歴史的・技術的・宗教的なさまざまな力・ファクターによって色づけられている。世界や国家がある方向に進むとき、黙っているということは、その方向に進むことを許容するということである。つまり、「沈黙」は結果的に抵抗しないことでその方向を許容していることになることがある。

丸山眞男は、ロベルト・ロッセリーニの映画『ロベレ将軍』を例に、市民に「不作為の責任」が派生することがあると指摘している。この映画は、ムッソリーニ〜ヒトラーのファシズム支配下のイタリアを舞台に、レジスタンスの活躍を描いたものである。ゲシュタポを中心に、ドイツ軍はイタリアのレジスタンス運動やユダヤ人を弾圧する。この映画のラストで、刑務所に収容されている人々を映し出すシーンがある。彼らには処刑か、強制労働が待っている。

彼らのなかに、レジスタンスでもユダヤ人でもないのに収容されてしまった一般市民がいる。その男は、

「私はなにもしなかった！　何もしなかったのになぜこんな目にあうのか！」

と叫びだす。そのとき、旁らにいた男が静かにいう。

「私はあなたのいうことを信ずる。しかしまさに何もしなかったということがあなたの罪なのだ。なぜあなたは何もしなかったのか」

つまり、何もしないことで現実に動く力＝ファシズムの台頭を許している。何もしないことが「罪」だという。この丸山の論文は、「現代における態度決定」というものである。現在、われわれは生殖医療に関して発言を禁じられているわけではない。にもかかわらず議論がなされていない。現代とはそういう形で事態が進んでいく時代なのであろう。

とはいえ、もちろん、わからなければ態度を決定しようがない。もし、わからなければ「わからない」と要求する権利が一般市民にはある。そして、専門家はその声に応える義務があると、私は考えている。

急速に進む科学・技術、人々の優秀な子どもを持ちたいという欲求、製薬などのバイオ企業の飽くなき利潤追求……。日本のある地域では出生前診断により、奇形児とダウン症の子どもの数が激減している。着床前遺伝子診断も始まった。われわれはすでに「滑りやすい坂」に入ったのかもしれない。その未来に何が待ち受けているのかをしっかりと見定めて、「選択」することが必要である。難しい「選択」だが「選択」を回避すれば、それだけ「選択」の幅が狭まることは間違いない。

われわれは、いま大きな岐路に立っている。

「人間圏」という座標軸

「人間」とは、何か?

「理性的動物」「経済的動物」「社会的動物」「言語を有する生物」「神の創造物」「直立二足歩行」「現生人類」……などなど、これまで、「人間とは、何か?」という問いに関して、哲学、政治学、言語学、生物学、宗教など、さまざまな学問・視点から、「人間」というものの本質についての多くの定義がなされてきた。

また、人間の「存在」を問うことも、古くからなされてきた。「あること(存在)」をギリシャ語では「オン」という。したがって、ギリシャ哲学では、「あること」を問う＝存在論(オントロギー)の議論が盛んだった。パルメデスは、「あるもの」は不滅であり、完全無欠であり、動揺しないもの、と述べた。一方、ヘラクレイトスは、「万物は流転する」といった。川の流れのように、常に変化することが「存在」であるという。

存在は永遠なのか、それとも、変化なのか、私にはわからない。ただし、確実にいえることは、われわれ人類は大きな岐路に立たされているということである。そこでの問いは、「われわれは、どこから来て、どこへ行こうとしているのか？」ということ、つまり、われわれの過去と未来についての根元的な問いである。生殖医療という革命的な技術の進展は、われわれの歴史意識を激発するのだ。

われわれの過去を教えてくれる視座は歴史学である。歴史学によれば、われわれの社会は、三分割法によれば、古代→中世→近代、あるいは、五分割法によれば、古代→中世→近世→近代→現代と進歩してきたことになる。また、かつてマルクス主義史学が隆盛であったころは、原始共産制→奴隷制→封建制→資本主義体制→社会主義体制という歴史の「発展段階」論がひとしきり唱えられた。

しかし、九〇年代に社会主義国家の旗手・ソビエト連邦が崩壊した。東西冷戦が終結してから、市場経済＝資本主義のグローバリゼーションの波が世界を席巻しているようにみえる。そうしたなかで、社会主義・共産主義の波は退潮している。

だが、光があれば、必ず陰がある。市場経済社会の反面は、「弱肉強食」である。世界中の富が少数の人々に集中する将来が、バラ色に染め上げられているわけではない。すでに、一九六八年、ヘルベルト・マルクーゼはこうした「ユートピアの終焉」を宣言していた……。

「ヒトがヒトを人工的につくる」可能性……。これは人類史上始まって以来のことであり、まさしく未曾有のことである。それは「進歩」なのか、「退廃」なのか。それは誰にも予測がつかないことである。そして、そこには「人類」が果たして「人類」のままいられるのか、という、人類が誕生してからの人類史を根源的に問う大問題が潜在している。マルクスの場合、「進歩」とは、共産主義社会へ向けての諸段階であり、資本主義はその社会へ到る前段階であった。つまり、「進歩」史観には、共産主義社会というゴールがある。

だが、生殖医療の目覚ましい「進歩」の行く先は、さまざまに想像できるが、誰も見通すことができず、ゴールが設定されているわけではない。その「進歩」は無限のようにみえる。その点で、生殖医療技術は「進歩」ではなく、「進化」と呼ぶべきなのかもしれない。そして、その「進化」の延長上に、これまでにない新しい人類が誕生する可能性がでてきたのである。

そして、私は、この問題を考えるなかで、歴史をギリシャ・ローマ時代よりも遥かに長いスパンで考えなければならない……と考えるようになっていった。

こうしたなかで、私は一冊の本に巡り会った。それが松井孝典の『一万年目の「人間圏」』という本である。

生殖医療の進化は、人類に便宜をもたらすと同時に、地球温暖化などの環境破壊をもたらす科学技術の進歩と歩調をともにしている。地球環境を前提として「生きて」いかなければならないわれわれに必要な定義は、いきなり「人間」とは何かを問うことではなく、地球環境と「人間」の関係はどうあるべきかという視点であった。この本に出会うまで、私は、漠然と、「環境問題を考えると、人類はアボリジニのようなスタイルを理想とすべきではないか」というように考えていた。したがって、この考えを突き詰めていくと、生殖医療に関しても、その進化に規制をかけたほうがよい、つまりは規制派ということになるだろう。

しかし、この本のなかで、私は「人間圏」という概念と出会った。この概念によって、私の考えがまったくナイーブであったことを知らされた。この「人間圏」という考え方はさまざまに応用が可能であるが、私の関心からすれば、その一番重要な点は、人類がすでに「歴史」のなかで、ひとつの「選択」をしてしまっている、ということだと考えている（松井・筆者の共著『「人間圏」の未来』梨の木舎、二〇〇五年参照）。

松井孝典は、比較惑星学者であり、常に宇宙的・地球的規模でモノを考えている。「歴史」も、ビッグ・バン以来の約百五十億年のスパンで考える。地球の「歴史」も、地球誕生以来、約四十六億年の長さで捉え、地質が古文書であるという。松井は、人類と地球というシステムの関係の変化において、決定的な「事件」は、約一万年前に、人類が「生物圏」から「人間圏」をつくり、そのなかで生きることを「選択」したことだというのである。

この人類とは、われわれ「現生人類」のことである。それまでの、旧人・新人などの人類は、地球環境のエネルギーに「依存」し、自然に規定されて生きてきた。それは狩猟・採集型の生活であり、そこでの生存は自然エネルギーの総量に規定されていた。したがって、人口は地球全体で一〇〇〇万人ぐらいを上限とする。この地球エネルギーに依存した段階を「生物圏」という。それは、現在も、人間以外の生物が属する圏である。

しかし、一万年前に現生人類は、農耕牧畜を始めた。森林を伐採して、農地や牧場をつくったり、石炭・石油エネルギーを「利用」するようになった。松井はそれを「人間圏」という。この「人間圏」の誕生により、人口は爆発的に増え、現在、六〇億人を突破しているのである。

こうして「生物圏」から「人間圏」へ飛び出したのがわれわれだが、松井は、ちょうどマルクスの生産様式《ウクラード》論の不可逆性のように、「人間圏」から「生物圏」へ戻ることは不可能だという。アボリジニのような人々の生き方は、オーストラリアの自然環境に恵まれた地域に例外的に可能であっても、人類が全体として、狩猟生活へ戻ることはできない。すでに六〇億人に達した現状から、一〇〇〇万人しか生きられない「生物圏」へ戻ることはできない。つまり、もはや人類は「生物圏」では生きられないということなのである。

こうして、「人間圏」で生きるほかなくなった人間は、そこでの暮らしをより快適にするように環境に働きかけ、環境を変えてきた。そして、今度は人間のほうも、その環境に応じて変化してきた。つまり、人間の「いのち」は「人間圏」を前提とする。したがって、「人間圏」では技術の進化一般、人間の変化一般をトータルで否定することはできない。むしろ、環境の変化に応じて人間が変わること、また、人間が環境に働きかけることは認めなければならない。したがって、「人間圏」の視点からは、生殖医療がそれ自体、善か悪かということは第一義的な問題とはならない。生殖医療によって「いのち」を操作した方が「人間圏」の保全＝現生人類の保全に有利かどうかが問われることになる。つまり、生殖医療は「人間圏」の保全に役立つ限りにおいて許容され、「人間圏」を破壊するものであれば否定されるということになる。「人間圏」では、科学技術の進歩がすべて容認されるということではない。科学技術のなかには、核兵器のように「人間圏」そのものを消滅させるものもある。たとえば、クローン人間は、感覚的、あるいは、倫理的な問題を無視すれば、単に遺伝的に同じ人が生まれてくるだけである。したがって、ホモ・サピエンスの存続を危うくする可能性はさほど高くない。すなわち、「人間圏」の崩壊に直接は繋がらないとも思われる。しかし、「ヒトがヒトを作る」という点でデザイナー・ベイビーとの差は小さい。

遺伝子工学と受精卵診断のドッキングは直接、「人間圏」の崩壊に繋がる。つまり、デザイナー・ベビーのように、現生人類と異なった能力や体をもった新しい生き物が生まれるのは、絶対に避けるべきと思う。したがって、「人間圏」を前提とすれば、クローン人間、デザイナー・ベビーともNOという答えがでてくる。

この「人間圏」という枠組みは、遺伝子操作、あるいは、生殖医療がどこまで許され、どこからが許されないのか、客観的な標準を与えるものである。そして、それは極めて現実的であり、実践的なものである。

われわれは「人間圏」というフィールドで、実験しながら生きることをすでに「選択」してしまっている。もはや、狩猟採集生活に戻ることはできない。たとえば、人類学者のマーシャル・サーリンズは次のように述べている。

狩猟＝採集民は、われわれほど労働していない、というのが証拠歴然たる実状なのだ。しかも、たえまない労働どころか植物探しは断続的であり、余暇は豊富にあり、他のどんな社会状況でよりも、年間一人当たりの日中の睡眠は多いのである。（山内昶訳『石器時代の経済学』法政大学出版局、一九八四年）

アボリジニのような狩猟民族は、われわれのようにモノに囲まれていない。パソコン、自動車、携帯電話、プラズマテレビ……などとは無縁である。もし、モノで「豊かさ」を計るとすれば、狩猟民は絶対的な貧しさの状態にあることになる。

しかし、高度先進産業社会では、睡眠不足が蔓延している。二四時間営業のコンビニはそうした社会の象徴であろう。働き過ぎで過労死という問題もでてきている。長く眠ることはなんと贅沢で「豊か」な営みだろうか。睡眠時間からみれば、アボリジニは「豊か」な生活を送っていることになる。米国の政治学者でマサチューセッツ大学教授のニコラス・クセノスは、この点について「狩猟民たちはごくわずかな欲求《ニーズ》しか持たないのであり、そのために彼らの要求は比較的容易に満たされる」という（北村和夫・北村三子訳『希少性と欲望の近代』新曜社、一九九五年）。つまり、体力が持続できるだけの食物が確保でき、それで欲求がみたされれば、それ以外の労働は「ムダ」だからしない、ということであろう。

だが、近代社会は、ヘーゲルが「欲望の体系」と呼んだごとく、欲望の解放によってもたらされた。その欲望の増大に即して、自然環境をつくりかえてきた。この欲望の解放には光と陰があるが、いずれにせよ、われわれは中世以前の社会に戻ることはできない。

市場経済社会では、狩猟民族のように欲求を、ナマの形で社会に反映させることはできない。河上肇は「欲求」と「需要」を区別している。例えば、「襤褸《ぼろ》をまとうた乞食がひだるそうな面《つら》つきをしながら、宝石店の飾り窓をのぞき込んで金指輪や金時計にあこがれたとて、それは単純な欲求で、購入力を伴うた需要というものではない」という（『貧乏の物語』）。つまり、「欲求」は購買力をもつこと、つまり、カネに換算されて初めて「需要」となる。したがって、われわれは欲望を満たすために労働することで収入を得なければならない。需要と供給によってバランスされる市場経済社会はこのような仕組みになっている。したがって、狩猟民のような生活スタイルに戻るには、市場経済社会全体のトータルな改変が必要となる。

このように、「人間圏」では、技術革新は避けがたい。そしてさまざまな種のうちでも、唯一ホモ・サピエンスのみが生き残ったのは、やはり道具を使うようになったことによるのであるから、科学・技術を発展させていったほうが、人類が生き延びるためには、原始自然に近い生活をおくるよりも「有利」であることは間違いない。これは極論になるが、今後、氷河期になったり、隕石の衝突による恐竜絶滅以上の危機が地球を襲うこともありうる。そのとき、遺伝子改変をすれば、人類が生き延びられる可能性がある。

この点に関しては、ロジャー・ゴスデンも同様のことを述べている。それは、「理想的な自然状態への信仰は、自然に干渉するテクノロジーを異端で災いの源と見なす傾向と強く結びついている。しかし、『技術』というものは、人間の生活に完全にとけ込んでいて」切り離せない。そして、南太平洋やニューギニアの部族民と暮らした人類学者・マーガレットの研究を引いて、「伝統的な生活様式が自然で、欧米型の生活様式を不自然と考えるのは感傷的なナンセンスにすぎない。社会は、自分たちの必要性と環境に応じた人工的な道具をつくっている」という（前掲『デザイナー・ベイビー』）。

理想的な自然状態へ還れというのは、現実を無視したもので、自然に干渉するテクノロジーを「異端」とする単純なナチュラリズムに陥る。そして、テクノロジーの進化を「異端」とすることは、現実のトータルな否定になりかねない。

しかし、「人間圏」では、あらゆる技術進化が許されるわけではない。技術革命による人間能力向上の成功が、「人間圏」の崩壊をもたらす可能性もある。その一つがデザイナー・ベイビーである。遺伝子改変は、すでにマウスをはじめとして、ほ乳類に対しておこなわれている。つまり、人間にも応用可能であり、その実験はおこなわれている。デザイナー・ベビーとは、親のオーダーどおりに生まれてくる子どものことである。つまり、親によって好きなように設計=デザインされるようになる可能性がある。

ドイツでは着床前診断に対して、社会保険が支払われている。イギリスやスウェーデンも同様である。しかし、着床前診断がこれだけ議論になるのは、デザイナー・ベビーへの入口となってしまう可能性があるからだろう。親が願うのは、障害のない子どもということになるが、遺伝子の操作により、障害児をなくすことができるようになる、つまり、一〇〇パーセント健康な子どもが生まれるようになると、次に、肌の色、身長、体重、髪の毛の色など次々に要望が「デザイン」されるような事態になりはしないだろうか。

また、ある生物の固有な遺伝子に、外来の遺伝子を組み込むことを「トランスジェニック（遺伝子導入）」という。これによって、マウスやブタ、ウシなどが誕生している。リー・シルバーは、他の生物がもっている能力を人間に移植することは将来的に可能になるという。たとえば、ホタルや魚類のなかには発光器官をもつものがいる。あるいは、電気ウナギのように、発電器官をもつものもいる。それからコウモリなど超音波により対象物を感知する能力をもつものもいる。

こうした他の動物の能力を「トランスジェニック」によって、人間の遺伝子に組み込むことにより、ある分野においては卓絶した能力をもつ人間が生まれることになる。このようにして誕生した人間は、現生人類とはまったく違った形をもつ超現生人類ということになるが、これらの人間の出現は、「人間圏」自体を脅かすかもしれない。

このように、人類史という長いスパンと地球というスケールで考えるのに、「人間圏」という概念は非常に示唆に富むものであり、人類が生きていくための客観的な枠組みを提示している。

しかし、「人間圏」は極めて客観的な標準を示すが、そこに生きる人間の「思い」や「願い」、例えば「生き甲斐」を反映するものではない。現に生きている人間の「いのち」は一回限り、いわば「聖なる一回性」を帯びている。そして、人間が「生きる」とは、生存以上のものがあり、そこでは、単に「生きる」のではなく、やはり「いかに生きるべきか」という理念が問題となるだろう。

ＤＮＡ時代の「いのち」の方向を、どのように「選択」するか、やはり、それはわれわれ自身の意志にかかっている。

いまこそ民主主義の季節

一九六〇年六月十五日、私は大勢の学生・市民とともに国会議事堂の前にいた。日米安保反対を訴えるためである。この日、未明から総評、中立系労組を中心に一一一組合、約六〇〇万人が安保闘争に参加し、国会周辺は何十万人という民衆が取り囲み、警官隊と対峙して騒然とした状態となった。しかし、そのなかでも、安保反対を訴える民衆は、秩序をもって整然とデモをやっていたと記憶している。

しかし、夕方、国会の第二通用門付近で、新劇俳優や一般市民が多かったデモ隊に「維新行動隊」という右翼が殴り込み、重軽傷者六〇人を出す惨劇が起きた。私は当時、東京大学の学生であったが、この暴力はわれわれ学生を刺激し、やがて、闇が支配し始めたころ、全学連を中心に数千人の学生が国会構内に突入を図り、警官隊と衝突した。若かった私も、〈もう、将来のことなど、どうなってもいい！〉

と構内を目指した。多くの仲間が警官隊が打ち下ろす警棒で傷ついた。そのとき、同じく東大生でデモに参加していた樺美智子さんが死亡した。それは私の近くであったと記憶している。その翌日は雨であった。国会の前は、樺さんを追悼し、その死に抗議する黒い雨傘で埋まった……。

その後、新聞は「議会主義を守り、暴力を廃せ」という共同声明を発表した。つまり、警官隊の暴力もよくないが、学生の暴力もよくない、というケンカ両成敗である。

だが、なぜ、安保闘争は起きたのか。

安保闘争は資本主義か、社会主義かという国家体制を争う運動ではなかった。議会では岸信介首相を中心に、多数派の自民党が安保条約を支持した。ところが、大多数の国民は、あの戦争からわずか十数年しか経っていないのに、米国と軍事同盟を結び、再び、戦争に巻き込まれるかもしれないと反対した。つまり、議会では日本の安全・平和が守れないから、「Ｎｏ！」と叫んだのである。

現在、民主主義・デモクラシーでの意思決定は常識化している。しかし、デモクラシーの内容はかならずしも明確ではない。デモクラシーはもともと古代ギリシャ語の「少数の支配」（オリグラシア）に対する「多数の支配」を意味した。「多数の支配」は当然のように思えるが、当時は、貧しい者たちが数の力で無秩序な政治を行う否定的な意味で用いられていた。現代でも、例えば、トクヴィルが米国の政治を見て「多数派の専制」と指摘しているように、デモクラシーは衆愚政治による少数派・自由の弾圧につながりかねないという危険性が存在する。

ところで、私はなぜ、デモクラシーについて論じているのか。

私は、この本で、生殖医療の行方はわれわれの「選択」にかかっていると主張した。しかし、「われわれ」とは誰であり、この「選択」の機会がどのように与えられるのか、具体的にイメージされない限り、「選択」の機会を逸《いっ》したまま、なしくずし的に現在の力関係で優位に立つ方向に流されてしまうだろう。

議会制民主主義は、人民による政治を政治家という専門家による政治に置き換えることで成立した。したがって、政治家は代議士といわれるように、人民の意志を代表するのが建前である。一方、大衆の直接的な政治参加は必ずしも望ましいことではなく、むしろ政治は政治家にまかせて、政治的無関心であることが望ましいとさえいわれている。六〇年安保は結局、安保条約の自然承認という形で決着し、国民はその後の池田内閣の「所得倍増計画」と高度経済成長の波のなかで、次第に政治から離れ、「私的生活者」を享受するようになっていった。

こうした現状のなかで、生殖医療の「選択」はどのように行われるべきなのか。

もし、それが少数の政治家によってのみ決定されるのであれば、その結果は、全国民、あるいは、世界の全人民に及ぶものであるから、その専制性は到底納得できるものではない。やはり、この大きな問題は、その影響を受けるすべての人々の総意によるべきなのだ。しかし、その総意はどのように形成されるのか。当然、推進しようとするマスメディアやコマーシャルなど資本による誘導が予想されるだろう。そして、どういう結果であれ、一度多数が形成されれば、それが今後の岐路に力をもつことになる。

その多数の意志は正しいのであろうか。だが、その結果が明らかになったときはもう後戻りはできない……。

あらためて、なぜ、安保闘争はあれだけの盛り上がりを見せたのか。

日本が敗戦に至るまで、ヒロシマ・ナガサキに二発の原子爆弾が投下されている。いうまでもなく、原子爆弾は米国で開発された。経済学者の内田義彦は、シカゴ大学の構内に核エネルギー開発記念碑に刻まれている文言に衝撃を受けた。その碑文には、「一九四二年十二月二日、人間はこの地で、さいしょの連鎖反応を手に入れ、核エネルギーの制御された解放の道を開いた」とある。世界初の核反応を入手したという事実がしるされているだけでことさら驚くものではないだろう。

では、なぜ、内田はこの碑文に衝撃を受けたのか。内田が問題にしているのは、「制御された解放」という部分である。英文は「controlled release」となっている。「リリース・release」は、「解放」という意味以外に、「投下」という意味ももっている。つまり、ヒロシマ・ナガサキへの原爆投下は英語でいえば「リリース」と表現されるのである。

内田は、将来核戦争がおこり、「ただ一人生きのこった人間が、その解放記念碑を見、そして死ぬこともありうるのです。その時、その人間は、核エネルギーの解放が制御されたなどとは、とうてい考えないでしょう。……原子力の解放は現実には原子爆弾の投下となり、われわれが原子力を制御するどころか原爆の存在がわれわれの行動を制御している」という（『資本論の世界』岩波書店、一九六六年）。核戦争の可能性は拡大している。冷戦後、核爆弾の脅威は減るどころか、核保有国はインド、パキスタンなどに散らばり、さらに中東・東アジアでも新たに核開発をしようとする国々があり拡大している。「限定的核戦争」などという戦略すら存在するのである。現在の原爆の威力は、ヒロシマ・ナガサキ型の数百倍であるのにもかかわらず……。

日本の戦後民主主義は平和運動と連動していた。すなわち、反戦民主主義である。唯一の被爆国である日本人は、米国のいうように、核爆弾が戦争の抑止力になる、という説を受け入れず、核兵器の存在は使用につながる可能性があると考えた。つまり、一度、原爆をリリースされた側からすれば、制御された原子力というのはリアリティーを欠くものと感じられた。されればこそ、「平和利用」と喧伝された原子力発電所の建設に関しても根強い反対があったのである。

道具を制御しているつもりが、いつのまにか振り回されている。テクノロジーの応用が、当初の目的とズレながら広がっている。これと同じような事態が、生殖医療やバイオテクノロジーの場合にも起こる可能性がある。交通事故などで身体に障害を負った人に応用された技術が、いつの間にか、遺伝子を操作した「新人類」の誕生につながり、その「新人類」によって、われわれのような「旧人類」が圧迫されるようなことさえ起こりうる。

さまざまな欠点や問題点がありながらも、その「選択」は民主主義によって決める必要があるだろう。だが、安保闘争に見られるように、民意と議会の決議が鋭く対立することがある。誤解のないようにいえば、その場合に、私は民意が常に正しいといっているわけではないし、民意におもねるポピュリズムは衆愚政治を招くだろう。しかし、健全な議会は民意を反映しているべきであることは言を待たない。「政治家のための政治」にならないように、政治家は民意をくみ上げるように努力する必要があり、民衆は賢くある必要がある。そのためには、国民大衆はもっと生殖医療やバイオテクノロジーの現状と将来について知っている必要がある。そのためには、情報が必要であり、私も微力ながら本書を通じて、情報を提供しようと試みたつもりである。

生殖医療・バイオテクノロジーの議論が今後巻き起こるかどうかは、日本の場合、戦後民主主義の行方と密接に関係してくるように思われてならない。

主要参考文献一覧

オルダー・ハックスリー、松村達雄訳『すばらしい新世界』講談社、一九七四年
メアリー・シェリー、山本政喜訳『フランケンシュタイン』角川書店、一九九四年
スティーヴン・バン編、遠藤徹訳『怪物の黙示録』青弓社、一九九七年
ロジャー・ゴスデン、堤理華訳『デザイナー・ベビー――生殖技術はどこまで行くのか』原書房、二〇〇二年
クリストファー・ウィルズ、長野敬・森脇靖子訳『プロメテウスの子供たち――加速する人類の進化』青土社、二〇〇二年
リチャード・ドーキンス、日高敏隆・岸由二・羽田節子・垂水雄二訳『利己的な遺伝子』紀伊國屋書店、一九九一年
リチャード・ドーキンス、垂水雄二訳『悪魔に仕える牧師――なぜ科学は「神」を必要としないのか』早川書房、二〇〇四年
林真理『操作される生命――科学的言説の政治学』NTT出版、二〇〇二年

内山雄一・大井賢一・岡本天晴・尾崎恭一・加藤直隆・吉舎昌知・黒須三恵・長島隆編集『生命倫理と法』太陽出版、二〇〇三年

ケネス・シェンマー、デイブ&ネダ・ジャクソン、飯沼和三訳・恩田威一監訳『医療倫理の拠り所』日本看護協会出版会、二〇〇一年

リチャード・ヘア、内井惣七、山内友三郎訳「個人間の比較」『道徳的に考えること―レベル・方法・要点』所収、勁草書房、二〇〇三年（Richard Mervyn Hare:Moral Thinking. Its Levels, Method, and Point.）

内田義彦『資本論の世界』岩波書店、一九六六年

松井孝典『一万年目の人間圏』ワック、二〇〇〇年

金城清子『生命誕生をめぐるバイオエシックス』日本評論社、一九九八年

ピーター・シンガー、樫則章訳『生と死の倫理―伝統的倫理の崩壊』昭和堂、一九九八年

ブライアン・アップルヤード、山下篤子訳『優生学の復活？―遺伝子中心主義の行方』毎日新聞社、一九九九年

リー・シルバー、東江一紀・真喜志順子・渡会圭子訳『複製されるヒト』翔泳社、一九九八年

盛永審一郎「第三章　着床前診断に対する倫理的視座―ドイツの議論を通じて」『生命倫理

コロッキューム①　生殖医学と生命倫理』太陽出版、二〇〇一年所収
長島　隆「第九章　『生殖補助医療技術』に関する報告の問題点」同書所収
会告「『クローン人間の産生に関する』日本不妊学会の見解」『新しい生殖医療技術のガイドライン』金原出版、二〇〇三年
G・R・テイラー、渡辺　格・大川節夫訳『人間に未来はあるか――「生命操作」の時代への警告』みすず書房、一九九八年
フィリス・チェスラー、佐藤雅彦訳『代理母―ベビーM事件の教訓』平凡社、一九九三年
ジェームス・D・ワトソン、アンドリュー・ベリー、青木薫訳『DNA』講談社、二〇〇三年
森　崇英『生殖の生命倫理学』永井書店、二〇〇五年
上村芳郎『クローン人間の倫理』みすず書房、二〇〇三年
響堂新『クローン人間』新潮社、二〇〇三年
松本清一「日本不妊学会の三〇年を顧みて」『日本不妊学会雑誌』三一、一九八六年
『遺伝子工学時代における生命倫理と法』日本評論社、二〇〇三年
伊藤晴夫・鈴木啓悦・市川智彦「男性不妊治療の将来展望」『必携　今日の生殖医療』永井書店、二〇〇四年

松井孝典・伊藤晴夫『「人間圏」の未来―生殖医療・性・ライフスタイルから考える』梨の木舎、二〇〇五年
日本不妊学会編『新しい生殖医療技術のガイドライン（改定第二版）』金原出版、二〇〇三年
資料集・生命倫理と法編集委員会編『資料集 生命倫理と法』太陽出版、二〇〇三年
レオン・カス、堤理華訳『生命操作は人を幸せにするのか―蝕まれる人間の未来』日本教文社、二〇〇五年
デイビィッド・プロッツ、酒井泰介訳『ジーニアス・ファクトリー――「ノーベル賞受賞者精子バンク」の奇妙な物語』早川書房、二〇〇五年
リフキン、鈴木主税訳『バイテク・センチュリー――遺伝子が人類、そして世界を改造する』集英社、一九九九年
フランシス・フクヤマ、鈴木淑美訳『人間の終わり―バイオテクノロジーはなぜ危険か』ダイヤモンド社、二〇〇二年
グレゴリー・ストック、垂水雄二訳『それでもヒトは人体を改変する―遺伝子工学の最前線から』早川書房、二〇〇三年
ブライアン・サイクス、大野晶子訳『イヴの七人の娘たち』ソニー・マガジンズ、二〇〇一年
Rudolf Jaenisch and Ian Wilmut: Don't clone humans! Science 291, 2552, 2001.

Leon R. Kass: Life, Liberty and the Defense of Dignity: The Challenge for Bioethics. Encounter Books, ,2002, San Francisco.

あとがき

本書を書き終わり、ホッとした気持ちでテレビのスイッチを入れると、ニュース番組でタレント向井亜紀さんが涙ながらに東京高裁が出生届受理を命じたことを語っていた。向井さんは元プロレスラー高田延彦氏の妻で、夫妻は米国女性に代理母出産を依頼して生まれた双子の出生届受理を求めていたのだが、その判決がでたのである。

高裁は東京都品川区の不受理処分を適法とした東京家裁決定を取り消し、出生届受理を命じる決定をした。高裁では、「子の福祉を優先し、夫妻と双子の親子関係を認めても公序良俗に反しない」と判断した。向井さんはブログで「涙が止まらなくなってしまいました」と喜びを語りつつも、「まだ富士山の五合目」といっている。

代理母出産について日本の法律に規定はなく、法務省はこれまで「日本では産んだ女性が母親」との見解をとっている。そのため、法務省は向井さん夫妻の子として提出された出生届を不受理としてきたわけである。しかし、今回の東京高裁決定では「子と血縁関係があり、米国の裁判所で親子と認定されている。受理しないと法律的に受け入れる国がない状態が続く」との判断を示し、品川区長に対し出生届の受理を命じる決定を下した。

だが、長勢甚遠法相は、高裁決定にはまだ問題が残っていると述べ、品川区に最高裁に抗告するよう指示、品川区は高裁に許可抗告の手続きを取った。高裁が抗告を許可すれば、最高裁で審理されることになる。おそらく、この問題は最高裁までいくだろう。


向井・高田夫妻のことを細かく述べたのは、この事例には多くの問題点が存在しているからである。すでに本文でも述べたが、要点は次のようなことだ。まず、判決文にも公序良俗云々とあるように、「公共の福祉」対「個人の幸福追求権」の問題がある。街頭インタビューやテレビ・スタジオのコメンテイターたちは、基本的に向井さんたちに同情的であった。子どもが欲しかったのにできなかったつらさと、困難を超えて代理出産にこぎ着けた喜び……。確かにそれは感動的であった。

しかし、人道上の問題などで個人の幸福と社会全体の幸福は折り合わないことがある。個別のケースと、それをどこまで広げて普遍化してよいのかという問題である。商業主義の問題、例えば経済的弱者、特に発展途上国の女性が搾取されてしまう可能性がある。一国で規制しても他国で生殖医療を受けられるという問題もある。

今回のコメントで「医学の進歩に倫理や法律が追い付いていない」という指摘が多かった。

しかし、倫理や法律の「進歩」とは何か。確かに、酒酔い運転の罰則強化など、現実に合わせて法律を変えることが必要な場合もあるが、倫理や法律には規範という側面があり、規範を変えるのではなく、現実を規範に合わせることが必要な場合もある。人間の生命や暮らしには不変な面もあるのだ。

代理出産は不妊症と関係している。法律の整備に関する議論は重要だが、早急に取り組みたい問題として、不妊症の原因の大きな部分を占める性感染症の予防が疎かになっていることを挙げたい。例えば、ヒトパピローマウィルスの感染が子宮頸癌を発症させてしまい、子宮摘出に至ることも多い。

代理出産は倫理的・社会的な問題点は多いが、人類の未来について直接的には影響しない。しかし、ヒトがヒトを人工的に作るという点では間接的にはクローン人間、着床前診断、遺伝子工学、デザイナー・ベビーにまで連なっている。近い将来、親が理想的な子供を選ぶ、あるいはデザインするようになることが考えられる。そして、規制なしに生殖医療がいまの速度で進んでゆけば遠くない将来、超人的な能力を持った超人類（スーパーマン）が出現する可能性もある。それは、今の人間が今のままでいることが出来るのか、という問いを生む。

現在、われわれは今後の生殖医療がどの方向に向かうのかという岐路に立っている。われわれにいま必要なのは、想像力なのかもしれない。今回の裁判は、代理出産の問題点を明らかにし、その問題点を一般市民が考えるきっかけを提供するという点で大きな意味がある。生殖医療、さらには「いのち」とは何かについて考え、なるべく多くの方が発言し、市民レベルでの意見集約が出来るようになってゆくことを願ってやまない。

私が倫理について勉強するなど思いもしなかったが、日本不妊学会（現・日本生殖医学会）の会長講演や、五十周年記念講演の準備をするうちに、その重要性を痛感した。そして独学が始まったのだが、自分の人生を振り返ってみて、今までにこれほど打ち込んで勉強をしたことはかつてなかった。この小著が市民の皆さんが生殖医療について考える際に少しでも役立つことが出来れば嬉しい限りである。

最後に、本書ができるまでに、いろいろとご教示いただいた多くの方々に感謝したい。また、高須次郎社長をはじめとする緑風出版の方々のお世話になったことに謝意を表する。

伊藤晴夫

二〇〇六年十月吉日

[著者略歴]

伊藤　晴夫（いとう　はるお）

1938年　群馬県高崎市生まれ。

1958年　東京大学教養学部理科Ⅱ類入学。

1960年　千葉大学医学部3年次入学。

1969年　千葉大学大学院医学研究科修了。

1975年より2年間、シカゴ大学Nephrology（F.L.Coe教授）に留学。

千葉大学助教授（泌尿器科学）、帝京大学市原病院教授（泌尿器科学）、千葉大学医学部教授（泌尿器科学）を経て2001年から2003年まで、千葉大学医学部付属病院病院長。

また、日本不妊学会理事長、日本アンドロロジー学会理事長、日本受精着床学会副理事長、日本泌尿器科学会理事、日本医学会評議員、日本腎臓学会評議員、日本癌治療学会評議員などを歴任。

現在、城西国際大学客員教授、NP0法人「千葉健康づくり研究ネットワーク」理事長。

著書『前立腺癌のすべて』メジカルビュー社、『尿路結石症外来』メジカルビュー社、『中高年男性に増えている前立腺癌』保健同人社、『前立腺がんの話』悠飛社、『尿路結石症の治療と食事療法』日東書院、『尿路結石症を治す』法研、『「人間圏」の未来』（松井孝典との共著）梨の木舎など多数。

生殖医療《せいしょくいりょう》の何《なに》が問題《もんだい》か

2006年11月10日　初版第1刷発行　　定価1700円＋税

著　者　伊藤晴夫 ©
発行者　高須次郎
発行所　緑風出版
〒113-0033　東京都文京区本郷2-17-5　ツイン壱岐坂
［電話］03-3812-9420　［FAX］03-3812-7262
［E-mail］info@ryokufu.com
［郵便振替］00100-9-30776
［URL］http://www.ryokufu.com/

装　幀　齋籐あかね
制　作　R 企 画　　印　刷　モリモト印刷・巣鴨美術印刷
製　本　トキワ製本所　　用　紙　大宝紙業　　E2000

Printed in Japan　　ISBN4-8461-0620-9　C0047